がん患者が共に生きるガイド

柚原君子 著

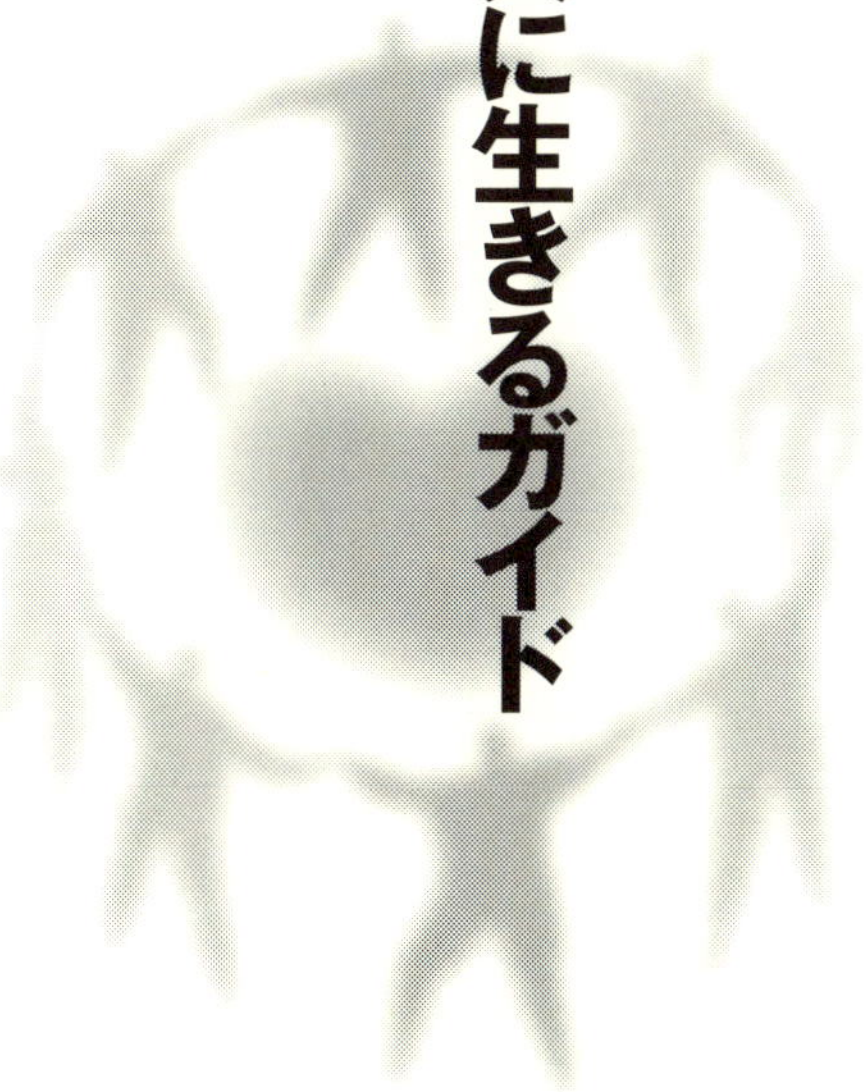

緑風出版

まえがき

「がんは怖い」。これは、社会に植え付けられているいわば〝常識〟だ。

八年前のある日、その怖いがんが突然に私のもとにやってきた。平穏に続くはずだった明日を否定され、死の影におびえながら肉体的にも精神的にも七転八倒する闘病生活を余儀なくされた。私はがんの事実を受け入れられずにうろたえた。日常生活にがんを語る場はなく、健康的で幸せな生活を送っている社会から弾き飛ばされたという疎外感を持ち、がん患者としての私は孤立感を深めた。

けれど私は立ちあがりたかった。がんを抱えながらも生きていける確信がほしかった。がんの事を思い切り話せる場はないだろうか、元気に生きているがん患者はいないのだろうか……それらを捜し求めて私は右往左往した。

患者会の存在は病院の待合室で偶然に再会した病友から知った。患者会には、私が捜し求めていた「がんを抱えながらも元気にたくましく生きている人たち」が、大勢いた。患者会を訪ねた時の、仲間に出会えたのだという感動と安堵感を私は今でもよく覚えている。私もこの患者会の仲間たちのようにがんとともに強く生きていきたい、生きていけるかもしれない、否、絶対に生きていける。心の中に確信と勇気が湧きあがった。

がんは日本では国民の三人に一人が死亡する病である。だから、怖いというイメージは今もって払拭《ふっしょく》されていない。しかし、慢性疾患・生活習慣病と言われるようにもなり、不治の病のレッテルははがされた。寛解率《かんかいりつ》（一時的に治る確率）が五〇パーセントをこえ、がんと共に勇気を持って生きていかなければならない時代になったと言える。

がん発病後、患者会の仲間たちと関わることによって、明るく生きてこられた私の体験から「がん患者は、患者会で元気になれるのだ」と実感した。そして、がんになって右往左往している人たちに「患者会の仲間たちに支えてもらい、がんへの第一歩を踏み出そうよ。勇気を持って」と伝えたいと思った。

本書は、前半で私が患者会にたどり着くまでの心の内を著した。後半では関東近県の患者会にお邪魔して設立の過程や運営方法について取材をし、患者会にはそれぞれ独自のカラーがあることを著した。また、患者が自分の居住地域で患者会に出会えるようにと、全国の患者会リストアップにも取り組み、資料編とした。

がんになったら一人で悶々とせず、自分に合った患者会を探してがんとの共生手段を探ってほしい、その一念である。

出版経験もない素人の私に、快く資料を送付してくださった患者会の皆様、取材をさせてくださった患者会関係者の皆様、文法を無視した私の乱文を、丁寧に文章指導してくださったフリー・ジャーナリストの小笠原信之様、出版にお力添えをいただきました緑風出版の高須次郎様、皆様に心より厚く感謝申し上げます。

がん患者が共に生きるガイド●目次

がん患者が共に生きるガイド●目次

患者会を訪ねて——53

患者会から見えてきたもの——83

全国患者会アンケートを読む——96

全国のがん患者会――・123

がん体験

発病

九一年暮れ、腹部に腫瘍が発見された。

子宮筋腫と診断されていたものが実は誤診で、卵巣膿腫ないしは卵巣がんの疑いということだったが、がんのイロハも分からなかった私は、がんの事実よりも生活の中断を突然余儀なくされてうろたえた。当時私は四十二歳、その六年前に夫と死別していて、高校二年生の長女と中学三年生の長男との三人暮らしだった。仕事は保育士で、東京都の家庭福祉員制度（家庭を開放して行なう保育）により、ゼロ歳児を二名受け入れていた。入院による休業で乳児の受け入れ先を探すのが最優先だったが、ゼロ歳児は待機児童が多く、しかも年度末ときて当然、公立私立の施設に空きはなく、結局、緊急乳児として仲間の家庭福祉員に委託できるように区より措置してもらうこととなった。

乳児それぞれの連絡帳や児童票、保育日誌、眠る時の癖や食事の一覧表を整備し、日常の過ごし方をこと細かに書き、乳児が日常生活に困らないようにするのに追われた。

長男は高校受験の真っ最中だった。がんの疑いで緊急入院せねばならず保護者不在になる旨を担任に告げると、「私立の内定は一応出ていますが、もし経済的事情が変化したのであれば都立の受験はまだ間に合いますよ」と遠慮がちに言われた。母子家庭に対する配慮かと思うと心情は嬉しかったが、子ども自身が差別されているようで嫌だった。親ががんだからと子どもの希望を閉ざしたくはなかったのだ。夫が亡くなった時、私は一所懸命働いて何があっても両親がそろっているのと同じように子どもを育てることを誓って、自らを奮い立たせてもきたし、何があってもこの事は貫こうと思っていた。先行きの経済不安も少しよぎったが、「このまま私立でいかせます」と答えた。

経済面の算段もしなければならなかった。がんによって仕事ができなくなれば、収入が途絶え、母子家庭はすぐに風前の灯になる。目前に迫っている高校の入学金、自分の入院費と子供たちの生活費の配分、生きて帰れなかったとき、子供が自力で生活できる能力を身につけるまでの生活費をどうするか検討した。脇腹の固いしこりに触れるたび背中に悪寒が走ったが、考えなければならない事が山ほどあって涙は出なかった。昨日まで続いていた生活のケリをひとまず付ける作業は大変だった。

明けて九二年一月下旬、地元の産婦人科で、一キログラムに及ぶ腫瘍を卵巣・子宮と共に摘出した。かすかに希望していた卵巣膿腫の線はあっさりと否定され、手術時の所見では卵巣がんの未分化胚細胞腫瘍であろうと言われた。数日後の病理検査の結果、その卵巣がんも否定され、悪性リンパ腫と診断された。それまでがんに対して無知であった私でも、さすがに悪性と名の付くがんの宣告に足腰から力が抜けて、その場にうずくまってしまった。ガクンガクンと地の底に落ちていく気がした。悪性リンパ腫は化学療法がよく効くから、早急に化学療法科をもつ病院で抗がん剤治療に入らなければならないと言われた。悪性リンパ腫に対する細かな説明もなく、抗がん剤治療を行なう化学療法科が何のことかも分からないまま、転院先が決まるまで自宅待機となった。

どん底

後に読んだ、アメリカの臨床医E・キューブラー・ロスの『死ぬ瞬間』（読売新聞社、一九八三年刊）の中で、死の受容へのプロセスを分析した章に、死が揺るぎない事実として目前に迫った場合、心の変化は、否定→怒り→取り引き→抑鬱→受容の順番をたどると書いてあった。これを読んだ時なるほどと、思わず大きくうなずいてしまった。化学療法科のある病院に再入院するための自宅待機中に、私はまさしくこのとおりのプロセスを経ていたのである。

子宮筋腫から卵巣膿腫、卵巣がん、そして悪性リンパ腫と診断が二転三転したばかりでなく、病名も悪い方へと転がり落ちていく中で私は気力を使い果たし、自宅で茫然自失していた。開腹手術後の体は力が入らず、まるで暗い沼の淵に立っているようだった。何かのきっかけでぽんと肩を押されれば沼の中に入って楽になれるとの思いすらあった。

昼間は玄関のドアを施錠し、電話をOFFにして外との繋がりを絶ち、布団をかぶってひたすら泣いた。泣き疲れて見る夢は、両親と幸せに暮らしている昔の情景ばかりだった。がんのことなど夢にも思わなかったその頃に戻りたいと思った。

「がんなんかあっちへ行け」と声に出して何度も言った。夫亡き後、子どもを育てて一所懸命に生きてきた。世の中を見渡せばあっちにもこっちにも幸せな人々がいっぱいいるというのに、よりによって私のところにがんが来るなんて……。一体私がどんな悪いことをしたというのか、何の罰なのか、と涙の中に怒りが混ざっていた。

がんの再発にもおびえ、体中を触りまくった。乳房の横にあずきほどのしこりがあった。既に転移。さもなくば乳がん。二つものがん！　体が硬直し、気が狂いそうだった。どうもがいてももうだめだ、と思った。

それでも、電話をOFFにしておくばかりにもいかず、夜になって仕方なしにONにすると途端に、待っていたように次々と電話が入った。何をしていたの、どうしていたの、がんでも今は治る時代だよ、皆で寄せ書きと千羽づるを折ったから持っていく。何も食べてないだろうからポストにとんかつを入れておいたから、とたくさんのメッセージが届いた。

これまで私に善意で関わってきてくれた人々の温かさが、心に染みた。みんなの励ましで現実の我が身に抱えているがんを、たとえ諦めを伴った米粒ほどの受容ではあっても受け入れることができそうだった。もう一度この人たちの中に混ざって笑いあいたい……かすかにそう思えた。

こうしてこの米粒ほどの受容がだんだんに膨らんでいって正真正銘のがん患者になった、と言いたいところだが、完全に受容するまでには残念ながらそんなにすんなりといったわけではなかった。がんに立ち向かおうと思えば思うほど迷い、生と死の綱引きに疲れた。健康な社会で手招きしてくれる普通の友人たちとは時間の感覚にずれがあり、つなぎあおうとする手が微妙にずれた。独りぼっちの気がした。

化学療法中の孤独

転院した都立病院の精密検査で胸部と膵臓の奥に転移が判明し、化学療法が行なわれることになった。

抗がん剤の副作用は、点滴後の二週間が特にひどく、二十四時間とぎれることのない吐き気、だるさとしびれが一緒にやってきた。思っていた以上に悲惨だった。抗がん剤はがん細胞を殺してくれるが、正常細胞へのダメージも大きく、抗がん剤点滴後は白血球数が恐ろしく減った。個人差もあろうが、私の場合は白血球数の正常値への回復はその後さらに二週間を待たなければならず、次に行なえる化学療法はほぼ満一カ月後だった。白血球数の上昇を待つ二週間の間は抵抗力が落ちるので、各種感染に気を付け、口内炎の予防をし、マスクをし、外部からの面会人も極力避けた。

白血球数が上昇しはじめるとともに脱力感も徐々に収まり、体力の充実が日々感じられてきたが、次の化学療法を想像しただけで吐き気がおきた。売店で抗がん剤のアドレアマイシンと同じ赤い液体のアセロラドリンクを見ただけで鳥肌が立った。治療は苦しくとも、がん細胞を叩き殺し、がん病棟を出るためには致し方ないと思いながらも、次回の化学療法からできるものなら逃げ出したかった。死のことすら考えていなかった、かつての自分に戻りたいと痛感した。

病院の夜も嫌だった。深夜に鳴り続けるナースコールの「乙女の祈り」。早足の看護婦。駆けつける医師。やがて空っぽになる病室。ナースセンター前のドアのない病室では、痩せ細った腕がカーテンに影絵のように浮かび、その隣の閉め切った個室からは、死者を呼び戻す家族の叫びが悲鳴のように聞こえた。私は遠くの叫びが聞こえないよう、私に刺されている点滴のチューブを束ねて胸に抱えこみ、毛布をかぶり、無限の闇に引きずり込まれないように必死で耳を押さえた。

がん病棟は水槽の底にたまる澱《おり》の中にあるようで、誰かが動くと瞬く間に澱がワサワサと上がった。しばらくすると澱は沈殿するが、辺りの壁も窓も入院患者の顔色すらも灰色に見えた。灰色は死にいざなう色で明日が見えなかった。私は吐き気をこらえ、窓際のベッドで何を見るにつけても心の中で賭けをした。大きく切り取った窓に雲の流れが目に入ると、次にやってくるのが大きな雲だったら私は生きてこの病棟を出られる、と賭けた。すると小さな雲が次々とやってきた。私はあわてて賭けをやり直した。大きな雲がやって来るまでやり直した。面会時間が始まると、初めにやって来る人が婦人だったら私は生きてこの病棟を出られる、と賭けた。面会人は婦人が多く確率の高い明らかに勝てそうな賭けに、自分の命を生きる方向に向けるよう預けた。絶対に生き延びられるという確証が欲しかったのだ。

病院と外はガラス一枚の隔たりだけなのに、内側は死の世界にあまりにも近すぎ、外側の生の世界はあまりにも遠いところにあった。外側に続く廊下の先の非常口にしっかりとかかっている錠前に、ショックを受けた。三五度にしか開かない病室の窓は悲しかった。外側の生の世界を歩いている人が限りなく妬ましかった。

生きる希望をつなぐことに考え疲れると、自分の生がここで断ち切られても幸せだったと思える証を求め、これまでの幸せな出来事を指折り数えた。幸せを数え、深呼吸をして納めた心も、どこかをほじくるとがんになったことへの怒りの埋もれ火があり、めらめらと燃え立ちそうだった。

がんを発病し転移もし、化学療法を受けて脱毛もした。こんな現実がはっきりとあった。がんを受容しなければならないのは必定で、それ以外の道などどこにもないことが分かっているのに、心の落ち着く先がなかった。再びのゆり戻しだった。

化学療法の三回目が終わって白血球数が再び上昇して来るのを待っていたある朝に、私の隣のベッドで患者が死んだ。

呼吸器系のがんなのか、咳が絶え間なく出て、その合間に痰と唾液を絞りとるティシュペーパーの音がカーテン越しに夜通しカシャカシャと響き、私はその夜眠れなかった。明け方に音がやんだ。

朝の検温でナースたちの動きが激しくなった。ストレッチャーを横付けにしてベッドをカーテンで囲い、物言わぬ人を「検査に行きましょうね」と話し掛けて運び出した。ここにいては私も死の中に取り込まれる。死の情報はもうたくさんだった。退院をしようと思った。

「病院の中には死の情報しかない。私が欲しいのは生きていける情報。私はがんでも生きている人を見たいのよ。生きていけるという確実さと勇気が今の私には必要なの。病院の外で生きて生活をしている人に混ざりたい。だから退院をしたいので主治医に退院許可書を書いてもらえるよう伝えてください。こんな中では生きていく気力が湧いてこない」

こんな無理やりな退院をナース経由で主治医に頼んだ。二日後に中心静脈栄養（鎖骨のところから上大動脈にカテーテルを挿入し栄養剤を補給すること）が入ったままの私の傍らにやっと主治医が来て「退院したいの？」と一言聞いた。私は主治医の目を見て「ここにいたら死んでしまう。わがままでスミマセン」と言った。主治医はしばらく黙っていたが「いいわ」と言ってくれた。化学療法を十二月までに月に一度ずつ通院で行なう旨と、とりあえず来月の通院予約日を書いた紙が渡された。

五カ月の入院で筋肉の削げ落ちた下半身にスラックスが緩かった。化学療法の副作用で丸坊主になった頭にかつらをかぶり、一本もなくなってしまった眉毛を眉ペンで書いて整えた。指紋が消えてつるりとした、しびれ感の残る指で、肩からさげたバックの紐を押さえ、颯爽《さつそう》というには程遠いスタイルでがん病棟を出た。

入院は灰色の冬景色の中だったが、季節は巡って五月になっていた。街は燃え立つような若葉の中にあった。高い空にひばりの声を聞き、心地よい外側の風に吹かれ、弱々しい歩き方ではあったが、地面に足を付けて固い歩道を行くと、再生された命を抱えて生きているという実感が一歩ごとに込み上げてきた。

健康社会に戻っての違和感

死からのがれたくて病院を出てきた。すぐにでも生きているがん患者を探して生きる勇気をもらいたいと思った。しかし勇んで戻った社会は、我が身のうちに抱えている病気の重さとは余りにも対極にあり、全く健康そのものに思えた。がん患者などどこにもいないようにみえた。永遠の命を与えられた普通の人々だけが、限りなく続く明日を信じて幸せに安穏と暮らしているようだった。

私は近隣や友人知人に「がん」を伏せていなかったので、がんのことを聞かれればあっけらかんと答えていたが、世間にはがん＝死病（医学の進歩で直ぐには死ななくなったとしても、再発を繰り返しゆるやかに死に至る病）という認識がまだ残っているようで、そういう認識を強く持っている人ほどあからさまな好奇の目で私を見た。これ以上にやせられないほどやせ細り、死の病を背負っている私を、ある人はまるで怖いものを見るような目で見、そして必ずこう言った。

「すごいわね。私にはとてもできない。治療だって耐えられないと思うわ。がんのような怖いものに出会ったら私には何もできないわ。あなただから頑張れるのよね」

こう言われると、また見当違いの励ましが来たと思いながら、私は笑顔のまま、心の中で反発した。冗談じゃないわ。か弱いあなたにできないことを頑張っている私は、化け物か？　怪物か？　「がんのような怖いものに出会ったら、私には何もできないわ」という言葉の中には、怖いものに出会わなくてよかったという思いがひそんでいるのではないか。火事場のばか力という例えもあるように、人には限りない潜在能力があるものだ。だれでも、いざというときには、体と精神とを総動員して現状を乗り切ろうとするものだ。私がみてきたがん病棟で「私はもう死んでもいい」という人など一人もいなかった。心でこう毒づくが、口にはしなかった。

がんは、死んでいくこと、命のはかなさ、今の大切さについて十分に勉強できる病だと私は心の底ではっきりと思っているが、声を大にして世間に言えば負け惜しみと取られそうで、一般の健康な人に混じっての会話ではついぞ言ったことがなかった。退院してわずかの間に、人々は健康を追い求め、健康体のみが幸せをもたらすという揺るぎない認識をもって暮らしていることを、社会全体からひしひしと感じたからだ。

心に土足で入られるような経験もいくつかした。

私に向き合ってがんの質問をいくつかした後に、「私もね、この間検査に引っかかったのよ。でも何でもなかったの。もう嬉しくって嬉しくって、普段は買わない一〇〇グラム一〇〇〇円もする牛肉を買ってきてすき焼きしちゃった」。ここでふと私の表情に気が付いて「でも貴方は大変だったわね」とくる。

昔、「話し方聞き方講座」を学んだ時、頼りになる友人の見極めかたも一緒に教えてもらったことがある。例えばこうだ。「私風邪なのよ」と言ってみて、「大変だったわね。熱は出たの？」と耳を傾けてくれる人は、今後も大事にする人。「そう、そう、私もね先日風邪を引いたのよ。もう熱が出て大変だった……」と自分の側に会話を取り込む人は、お付き合いを程々にしておく人。

がんの話題のやり取りで私は、大切な人と今後程々にしておく人との線引きをした。

持ち前のおせっかい精神で、誰かのがんの予防にすこしでも役立てばと、聞かれればがんの発見のいきさつや手術のことなど隠さず話した。それは今も変わりない。今生きていることをキーワードとしてこの瞬間を切り取るとしたら、がんの人も盲腸や胃潰瘍の人も病の体験者として同列にとらえてほしかったし、何よりも呼吸をして生きているという現時点では、平等でいたかったからだ。がんだから情けをかけられたり、弱者と思われたくなかったからだ。

「子宮と卵巣を全部とったの?」「そうよ」と問われて語ったがん体験の話の後に、その人は冗談を言ったつもりだったのだろうが、「それじゃ柚原、男になっちゃったのか」と発言した。思わず握り拳が震えた。セクシアル・ハラスメントとしても許せなかった。しかし私は言い返さなかった。この人にとってがんは未知の世界、経験がないから暴言も仕方がない、こんな言葉を吐く人は人間性の問題であり、友人の端くれにこんな人を持っていた私もいけなかったかもしれない、と責任を自分の側に引っ張り込んだ。勿論この人は、この言葉のすぐ後に「うんと遠く距離をおく人」をいれる籠にほうり込んだ。

これほどはっきりとした暴言でなくとも、話している側に悪意がないゆえにひどく傷つくこともあった。

どこを切ったの? 元気そうね。私の親戚にもがんの人がいる……とその病状や闘病内容を長々と話した挙げ句、その人が亡くなったことをあっけらかんと言う。言った後に、でもあなたは退院できてよかったわね。お大事にね。私はその人の後ろ姿に「何ガオ大事ニネナモノカ」と投げつけていた。

検査数値が悪く再発の懸念があって沈んでいる時、たまたま親戚から電話があった。すこしだけ不安感を漏らしたら、その日の夕方には親戚中から再発したのかと心配の電話が入った。心配は有り難い。本心から有り難いとおもうが、心配の傍ら、非日常的なアクシデントにワクワクして一斉に群らがられるような不快感があった。親戚には、入院中の外泊時には車で送ってもらうなどしているので感謝の心も十分あるのだが、怒りを感じたことも事実である。「どうしてるかと思って」とかけてくれる友人の電話すら、私のがんがその後どうなったかの興味だけで聞いてくるのだと思うようになってしまった。

ある日、懇意にしているA氏夫妻から、退院祝いと称してホテルのお食事に誘って頂いた。A氏夫妻は無理に私の心に入り込むことなく見守ってくださる方で、がんになってどん底の時も、泣きたくなったらいつでもいらっしゃいと声をかけてもらっていた。夫を早くに亡くした我が母子家庭では、子供に心配をかけるので家で泣く事ができず、夫妻の前でがんの不安や理不尽さを吐露することができ、唯一有り難い場所だった。

がん病棟から退院できた私をA氏夫妻はごく素直に喜び、開いてくださった食事会だった。が、その気持ちを痛いほど有り難く感じながらも、反面、他の人はみんな苦しみなど何もなくて、おいしい食事をホテルでとって、人生を難なく生きているような気がした。そう思う卑屈な自分が情けなくて情けなくて、私は涙をこらえながら食事をした。

頑張ってねと言われる度に「これ以上私は何を頑張ればいいというのよ」と叫びたくなった。人は人なんだからと思えなかった。とにかく今は生きているんだから、病院から退院できなかった人のことを思えば、と考えようとした。でもそんな事を引き合いに出さなければ私の幸せが感じられないなんて情けない、という気分になった。がんという事実さえ消えてくれたら、としびれの残る手でフォークを持ちながら思った。

A氏夫妻はいつも温かい心で私を包んでくれる人である。手放しで泣きに行くことのできる唯一の人たちであると分かっているのに、その人たちに対してすらこんな風に思ってしまう自分がいた。

こんなことが続いた後、私は人を避けて裏通りを歩くようになった。夏の日傘を深くして知人と目線を合わせないようにした。大方の人は心配をして私を支えてくれようとしている。その手にすがりたいけれど、健康な人から醸《かも》し出されるものが眩しすぎた。社会にあふれている健康感が妬《ねた》ましすぎた。私の中に、がんを否定して健康にあこがれるもう一人の自分がいて、たくさんの人に支えられているのに誰とも心が通じないという寂寥《せきりょう》感があった。

明日が確実にあると思っている人々と、明日にも再発と死が襲って来るかもしれない自分とでは時間の長さも、物事の許容範囲も、幸せの深さもあきらかに違い、話題が微妙にずれた。死は拒否したい、さりとて生に全面的に身をゆだねるには不安があり過ぎる。我が身の立ちゆかなさを卑屈にとらえるしかなく、私は心底疲れきった。

健康な社会と折り合いを付けて理解しあうのは本当に難しかった。無意識の差別があるような気がした。「健康組」が勝ちで「病人組」が負け。「健常者」が勝ちで「身体障害者」が負け。「偏差値の高い受験生」が勝ちで「高校にも大学にも行けない低い偏差値の人」が負け……。多くの可能性を確保できる立場をとりあえず手に入れた人が、人生の勝利者になれる。この社会がそんな仕組みになっているように思えたのである。「負け組」に入ってもがいている自分が、情けなかった。何とか健康な社会に寄り添おう、つながっていこうとしたが、結局は負け組としてはねのけられ、駄目の烙印を押されているような気持ちがいつも残った。

退院をしたら真っ先にがん患者を探し出して、どんなふうに元気になっていったのか聞きだそう、そして勇気をもらおうと思っていたのに、どこを見渡しても、自分が本当に寄り添いたかったがんの体験者は見つからなかった。もっと厳密に言葉を変えて言えば、地域の中に体験者はいたであろうが体験を声に出して語り、後に続いて来るがん患者を励ましてくれるような人がいなかったと言える。

あの人は胃がんらしい……あの人は肝臓がんらしい、しかも転移をしているらしくて顔色がひどく悪く長くはないらしい、というヒソヒソ話しに近いものは地域の中に幾件かあったが、その人たちとは特に親しくないので、私ががんの情報を欲しいと思っても正面きって聞くことはできなかった。がんで入院をしていた、と公言している近所のおじさんがいたが、がんの罹患部位が違う上に高齢だったから、不安からの立ち直り方や、勇気を持ってどのように立ち向かっているかの対処法も質的になんとなく違うような気がして、この人にも聞けなかった。

その後、がん患者会の中に落ち着き、患者同士でグループトークをしたとき「地域にがんを公言しているか否か」をテーマに話し合ったことがあるが、社会の中枢を担う年齢の男性ほどリストラの対象や昇進への障害を懸念して公言をしていなかった。また会社には公言をしている男性でも、地域には話していない人が多かった。口さがない連中の噂話の材料にされるのがいやなのだという。かつらをつけたり痩せたりしたので地域の人は自分のことをがんだと暗黙の了解をしていると思うが、絶対に自分の口からがんだと言ったことはないという女性もいた。

がん患者会に出会う

がんとの共生をはかる

化学療法を通院で続行中だったが、治療後の検査数値も異常なく過ぎ、すぐの再発はひとまず免れた感があった。入院をしていたときの仲間が時折電話をくれて、お互いの治療の進度や誰はどうしているかの噂話になったが、入院期間が一緒であったというだけで、その人の生活背景もよくわからず、繋がりとしては希薄だった。外来の待合室で交わされる会話も、共通のがん友達のその後がよくなっていったのか悪くなっていったのかが話題だった。あとは主治医の噂話という具合で、特に親密さを増していけるような内容はなかった。しかし、その中にも、がん患者同士で気を許した部分が自然と漂い、入院中の辛い話ですら思い出話に変わり、もたれかかりたいような懐かしさも感じて心地よかった。この思いはがんを恐れる気持ちと裏腹になるが、苦しさを一緒に潜り抜けた同士のように思えて、たいして親しくないながらも不思議な感覚だった。でもこうした患者友達は経過良好で外来に来る回数がだんだんに減ると、つながりも自然と消滅してしまう。

私の入院中、白血病や悪性リンパ腫を患う、若者グループと呼ばれる一団があった。私はおばさんだったから若者たちが点滴架台につかまりながら廊下で談笑をしていても会釈をして通るくらいだったが、その中に、端整な顔立ちでちょっとしゃれた帽子をかぶった女性がいた。彼女は正子さんと呼ばれていた。「素敵な帽子ですね」と私の方から声をかけた。「ありがとうございます。でもこんなもの似合っても仕方ないですけどね」と奇麗な歯並びで笑った。帽子をかぶっている以外普通の格好だったので、「がんですか」と尋ねたら「そうですよ。骨髄移植したんです。退院まで病院の中で経過観察中で放し飼いになっているところです」と言った。

今、一番困っている吐き気を軽減する方法はないものかと尋ねたら、「私もすごく吐きましたよ。二日酔いの薬なんかが効くんじゃないかと、病院を抜け出して前の薬局に買いに行こうと思ったくらいですよ。頑張ってくださいね。化療が終われば吐き気は嘘のように消えますから」と励ましてくれた。さわやかな感じで好感が持てた。そんな程度の会話をしたきりで、やがて彼女は退院していった。特にメッセージももらっていなかったので連絡は取れなかったが、また会ってみたいと思っていた。

通院治療で半分は病院に、半分は地域に身を置いている私は、地域では健康な人々の群れに弾き飛ばされ寂寥感を味わいながらも、生活の場を離れるわけにもいかなかった。しかし、がんを公言することによって傷ついた経験から、がんの話題を自分からは避けるようになっていた。そしてとにかく健康組に今すぐ混ざることがかなわないのなら、一日も早く健康になればいいのだ、その努力をしようと思った。がんが治る情報があればなんでも挑戦してみようと思った。

がんの人は、今までと違う食生活に切り替える必要があると聞いたので、即刻、玄米を買ってきて白米に混ぜて炊いた。納豆も朝昼晩、まるで薬のように食べた。芋類や味噌汁や青魚はあまり好きではないけれど、「今までにない食生活」と呪文のように唱えて食べた。びわ茶もいいというので、公園の木からもいできて干してから煮出してみたが、あまりにも苦いのでこれは捨てた。ルイボスティや柿の葉茶や、がんに効くと言われる温泉の水なども取り寄せて飲んだ。生きていくのに何か情報はないかと、がん闘病記録の本を書店であさってみたが、結末が死に至る本が多く、気持ちが萎えた。これでがんが治ったという大見出しの本もあるにはあったが、それはそれで眉唾にみえた。

テレビでダウジング（振り子などを使って潜在意識を知ろうとする方法。ダウズでは占い棒で水脈や鉱脈を見つけるという意味）が放映された。水脈の交差する家は気が乱れる危ない家、とダウジングの器具を持った人がコメントをしていた。私の家の地下には水脈が交差しているかもしれないと思った。テレビ局に電話をしてダウジングの人を紹介してもらい、もしも水脈があったら引っ越した方がいいかもしれないと思った。数日間不動産屋の売り物件を見て回った。

「難病がたちどころに治る」という新聞の折り込み広告が入っていたので、勇んで会場に行ってみたこともある。区民センターの会場では床の上に一〇人ほどの人が足を投げ出したり、変形した手を伸ばしたりしながら丸い円を描いて座っていた。車椅子の人も付き添いの人といた。係の男が数人いて、ピラミッドの形をしたプラスチック状の物を参加者に手渡して、これを頭に載せて宇宙の気を集めてくださいと説明をしているところだった。私も一つもらって頭に載せ、言われた通りに瞑想をした。薄目を開けて周囲を見ると会場のみんなも頭にピラミッドを載せて神妙な顔だった。係の男が脇を通った時、ズボンの裾がいいかげん擦り切れているのが見えた。だめだなあと思った。私は途中でピラミッドを返して会場を出た。あさましく生きたがっている自分が情けない気もしたが、がんに立ち向かうという意識では張り詰めるものがあって、気力が充実して来るのを感じた。

大声で話し、笑いで免疫力を上げるがんの治療法を紹介したテレビ番組もあった。すぐに実行した。大きな声と笑い声は私の性に合っていたのか、気持ちがよかった。

八月の通院治療の日、外来で会った入院仲間が、同室だった真智子さんがまた入院をしている、と教えてくれた。真智子さんは、乳がんで三度目の再発をしている人だった。入退院を繰り返しているからか病院内の事情に詳しく、一緒の入院中はいろいろ教えてもらって助かった。しかし反面、他患者の症状や抗がん剤についてもよく知っていて「あの人の命は長くないかもしれない」と陰で言うこともあって、私には怖い人という印象だった。

久し振りに行った入院病棟は、八月の外の熱気を感じさせない静かな中にあった。廊下ですれ違う看護婦さんが

「柚原さんお元気そうね」と言ってくれた。六人部屋の廊下寄りに真智子さんのベッドがあった。私が入っていくと、宅急便で取り寄せた水のびんの箱を傍らにどけて座る場所を作ってくれた。顔色が青白く呼吸が少し苦しいという彼女に、私は自分が五回の化学療法を無事に終えて、肝機能をはじめ全身状態の数値が良いことを言えなかった。

「苦しいけれど我慢できない苦しさではないの。一週間くらいならということで入院したの。それ以上に医者が私を手元に置きたいと言っても、私は医者のために生きているのではないから、治療の見込みがないなら家にいたいのよ。医者はこの胸にたまっている水を抜くって言うけれど、私はもう病院にデータを提供するのは止めようと思うの。治療しない患者の権利だってあるはずでしょう。柚原さんがむりやりのように退院した時、いいなぁって皆で言っていたのよ」と真智子さんが言った。

真智子さんらしいはっきりしたものの言い方で、「退院できていいわね」と言われると、外の空気を漂わせて病室に入った自分がひどく悪いように思われて返答に困った。私が黙ったままでいると、真智子さんはすべてを見通したように「ねっ、がん患者にかける言葉ってすごく気を使うでしょ」といたずらっぽく言った。「私だってがん患者よ」というと、「病院の中のがん患者と外のがん患者では全く意味が違うわ」とピシャリと言われた。同じがん患者でも真智子さんと私とはもう違う立場なのだろうか。入院と退院、病院の外と中は生と死の大きな隔たり、と私も入院をしていた時に思っていた。通院治療中の身とはいえ、外からやって来た私は、真智子さんとは互いに理解する立場が同じでないところに立ってしまったのだろうか。一般社会に自分が馴染んだとは思えないのに、病院にいるがんの友達からは、自分は違うところにいると思われている。ほんの少しだけれど、懐かしい思いを抱いて病棟に上がっていった自分を恥じた。

数日後の夜に真智子さんから電話があった。「私の主治医がね、心臓の膜にたまっている水をもう一度抜かせてほしいというのよ。嫌だけれど、もう一回だけ心臓に管をいれることを許してから、私も柚原さんのように退院する。今までのことあれこれ考えていたら人生すべてが嫌になって、たった今、窓から五円玉と十円玉を全部投げ捨てたのよ。

カランカランって遠くに飛んでいった」。

真智子さんのジレンマが手に取るように感じられた。電話の声に病棟のナースコールのメロディーが重なっていた。化学療法の七転八倒の吐き気と闘った日々が思い出された。アドリアマイシンと同じ色をしたアセロラドリンクやトマトジュースを見ただけで吐き気を催すほど体に刷り込まれた恐怖が、思い出された。真智子さんにかける言葉が見つからなかった。そればかりか、私は日常の中にいる、死から程遠いところにいると自分に言い聞かせていた。

真智子さんからの連絡はプッツリととぎれた。

二週間後の通院治療日、病棟に上がっていって、私は病室にかかっている名札を端から読み取っていったが、真智子さんの名前はなかった。ナースセンターにたずねると、「退院なさいましたよ」の返事だった。「もしかして……」とあとの言葉を発せずにいると、察したのか、看護婦さんは「そうなんです」と答えてくれた。〝死〟の言葉を直接口に出すより重いやりとりだった。私は息苦しくなって病棟から逃げるように下りのエレベーターに乗った。

私が入院していた時、元気ながん患者が大量に押しかけてきて励ましてくれたら、入院しているがん患者もずいぶんと勇気が出るだろうに、退院したがん患者がだれもやってこないのはどういうことだろうかと疑問に思った。退院した自分自身を振り返ると、治療も継続中だし一般社会の中で自分の生きていく力を獲得するのに精いっぱいで、それどころではないのが分かる。入院中の人の様子を見に行くだけならできたであろうが、同室者のその後への心配ははばかられた。自分もがんから自立していないうちは、単なる興味の範疇を超えないからだ。退院患者を支えている一つの要素が、病院の内部＝死、から程遠い外部の安心圏にいるという確信であれば、病院という、目で見える具体的な死に近いところに、自分を持っていきたくはないのだった。

病棟から逃げるように降りてきた私は、会計の列でとても懐かしい人を発見した。私の入院中、若者グループの中にいた正子さんだった。当時よりいくぶん太って血色がよかった。「真智子さんの死で、やるせない思いがしている」と言うと、正子さんは「久々にお茶でも飲みますか」と言ってくれた。病院の食堂に行って真智子さんと最後に交した電話の内容を話した。そして自分が退院した身でありながら真智子さんの電話の応答をきちんとしてあげられなかったことや、亡くなっていく人を自分の身に重ねあわせて、死の情報に接することを内心では怖いと思っていること、それから、健康そうにみえる社会からはねのけられるような疎外感を持ち、素直になれない胸のうちを、堰を切ったように話した。

正子さんは「若者グループの方も半数の人が亡くなり、病院の外にいる自分としては何もできなくて辛い気持ちになったこともありますよ。同じ時期に入院していた人が亡くなると、自分にとってのがんの今後がそれにオーバーラップしてきて、終末期になったらどうしようと飛躍して考えてしまうようなときもありました。でもそんなふうに引っ張り込まれたら駄目なのよ。この先何年もがん患者をやっていかなければならないでしょ。せっかく病院の外に出させてもらえたんだから。今の自分が自分にとってベストと思うより仕方がないし、患者として辛いこともあるけれど、そこにばかりとどまってもいられない。もう少ししたら私は会社に戻ろうと思ってるの。髪の毛も少し伸びてきたしね」。そう言ってかつらを持ち上げて少し伸びてきた髪を見せてくれた。がんで死ぬかもしれないからと放棄していた歯の治療も最近になって再開した、と正子さんは笑った。

「正子さんは地域の中で孤立感を味わったことはないの？」

「あまりないですよ。いちいち気にしていても仕方ないし。それに私はがんになったとは誰にも言っていないもの」

「会社にも？」

「そうよ。長く休んでいるから噂は出ていると思うけど、言ってない。言ったら駄目だよ。格好の餌食になるよ」

竹を割ったようにスパッと喋る正子さんを見ていて、私は何だか目からうろこが落ちたような気がした。私が捜し求めていた生きているがん患者、勇気をもらうことのできるがん体験者が、今まさに目の前にいる正子さんだった。

「がんのことまったく喋らないと体に悪いでしょ。でもね、家族は心配してくれているから愚痴のようなこと言えないでしょ。それに再発になってどうしていいか慌ててしまうのもなんだし。親がね、どこかの病院に置いてあったパンフレットを持ってきて、患者会があるから行ってみればって。私も入ったばかりだけれど、けっこうためになりそう。柚原さんも試しに来ませんか。会で出している会報を持っているから郵便で送りますよ」と勧めてくれた。

患者会……はじめて聞く言葉だった。そんな会があるんだと思った。がんの悩みを抱えた顔色の悪い人々が、ひっそりと集まっている部屋を想像した。

生きている人々がいた！

数日後、正子さんから、手紙と一緒にがん患者会「A会」の会報が送られてきた。

手紙には、「A会」は特定の病院を後ろ盾とする会ではなく患者の手づくりの会であること、どの部位のがんでも患者でも家族でも参加でき、治療方法やいろいろな病院の情報も得られ、医療関係者の講演もあること、患者にとって有益な会であること、などがつづってあった。同封された会報をめくってみると、新年会の模様がトップ記事で、おいしそうな料理を前にした笑顔の会員たちの写真が載っていた。文中「がんの壁に目前を阻まれ、死を予感して無念の淵をさまよった時を持つ私たちだが」の文字が、私の胸の中にすんなりと入ってきて同感同感とうなずいた。「がんと共に生きるのは疲れた」「再々発の影に……」「○○さんを偲んで」などの文字にはドキドキとした。会員の近況報告欄には「乳がん手術後四年が経ちました」「術後五年で夢のようです」「豊かに生きる」などの文字が踊ってみえた。がんを抱えて生きていける可能性が私の上にも舞い下りてくるかもしれないと思った。

十月の日曜日の午後、会報に明記された定例会会場の地図を頼りに、JR山の手線駅から五分ほどの福祉会館の一室に行った。「A会は二階です」の表示にしたがって階段を上がってドアを開けると、大きなガラス窓で切り取られた広い部屋に、二〇人ほどがいた。数人が振り向いて笑顔を向けてくれた。どこにでもあるような普通の集まりのようで、この人たちの体のどこががんなのだろうかと不思議に思えた。

会が始まり、会員のそれぞれの自己紹介が始まると驚いた。誰もが競うように「がん」であることを誇らしげに口に出しているのだ。がん、がん、がんという言葉が延々と続いて私の番になった。隣の人が「言いたくないことは言わなくてていいのよ」と言ったので、私は名前と、悪性リンパ腫で化学療法の途中であること、都内に住んでいるということを言った。会員の自己紹介のなかには、多発性骨髄腫で日本新記録が五年生存だがそれに挑戦中、と少しけだるいふうに言った男性もいた。唾液が出ないのでうまく喋れない人や、また、夫ががんだが告知をされていないので今日のこの会に来ているのは夫に内緒、ちょっとそこまで行って来るといって出てきたのですぐ帰らなければならないが、他のがんの人はどんな毎日を送っているのか、夫はこの治療法でいいのかと探しに来たという人もいた。自己紹介が続いていく。蒼白な顔をしたかすれ声の人が、「歩くと苦しいのでゆっくりと休み休み来た。みんなに会えて嬉しい。京都のお菓子を持ってきたので、お茶の時間に食べてください」と、着席したままで言った。新幹線に乗って患者会にやってくる人がいることにびっくりした。

私は自分のがん以外のことはまだよく知らなかったので、多発性骨髄腫で五年生きることの大変さや、唾液の出ないがんはどこの部位でそれがどういうことなのかもわからず、順番に話されていく内容は半分程度しか理解できなかった。だんだんに心細くなって正子さんを探したが見当たらなかった。

休憩時間になった。髪の長い三十代くらいの女性が近づいてきて、「柚原さんですね。正子さんは今日の定例会は用事があって来られないのでよろしくと言っていました。悪性リンパ腫について少しお聞きしていいですか。私も悪性リンパ腫ですが、治療法に迷っていて……。あなたは何クールの予定で治療をすると医者から言われているのですか」と言った。

「私は月に一回ずつ一〇回の予定と聞いています」

「それはあなたが決めたんですか」

「違います。退院の時主治医が『横浜の病院の医師が悪性リンパ腫には一〇クールも一三クールも効果が同じというデータを出し、患者さんに負担の少ない一〇クールにしていると言っているから、そうするわ』と言われました」

「私は三カ月に一回の化学療法なんだけれどもう五年半もやっていて、合計で二三回にもなるんです。その上、私の主治医は、悪性リンパ腫はずっと化学療法をやらなければならないって言うの。私、この頃それをとても疑問に思ってるのね。こんなに長く化学療法を続けていいものかと。治療を続けていけば二次がんの危険性に繋がるでしょう。そうか、やはり病院によっては治療法がずいぶんと違うんですね。貴方の主治医が一〇クールでいいと言っているのなら私も止めようかな。（私の）主治医に受け入れられなければ病院を替わることになるかもしれないけれど……」

その人はさらに、「この会には、悪性リンパ腫の人は私の他に二人いて、耳下腺が原発で全く治療をしていない二年目の人と、胃が原発で六年目の人がいるのよ。同じがんだから仲良くしましょう」と言った。同じ病名の人が三人もいて、しかも長く生きている人がいることがわかって嬉しかった。

定例会は男性と女性の比が三対一くらいで、年齢はおおむね中年以降だった。明るいと思えた第一印象も、実際によく見渡してみるとあまり動きのない人や顔色が青白い人、うつむき加減の人もいて、修正された。聞き耳を立てていると、青汁やら検査値がどうだとか、食事がうまく飲み込めないとかなど、当然ながらがんの話ばかりだった。

定例会に初めて参加して多種多様ながんの現実と闘いの話を一度に頭から浴びせられ、今後私の身にその全てが襲ってきそうで身が竦《すく》むような思いもしたが、入会手続きをとった。

しかしこの後の二カ月間は定例会に行かなかった。入会申し込み書は出したものの、この会に入ることで、がんに取り込まれてしまうのではないかという怖れと、今以上にがんを真っ正面から受け止めることができるのだろうかという危惧があった。また、がん患者であることをどうしても認めたくないような心の抵抗があって、すんなりと患者会に近づけなかったのである。その間に年が明けて九三年になった。がん発病から一年が経ち、副作用のきつかった化学療法も予定の一〇クールを終えた。以後は経過観察のみで、治療が無事に終わってとりあえずは命拾いをしたのだという思いでいっぱいだった。大声を出してどこまでも走っていきたいような、今までに味わったことのない解放感が心にあふれた。保育士に復職し、また日常が始まった。

しかし、解放感を持ち続けられたのは短い間だった。病院から切り放されたことで不安感が襲ってきたのだ。予想しないことだった。吐くことを承知で打たれた抗がん剤治療は身の毛がよだつほど嫌いな治療であったが、治療中であるから再発不安も少なく、また医師の目が常に自分にそそがれていることで大きな安心感を得ていたのだった。治療が終わって病院から切り離され、「これからは一人で歩いて行きなさい、普通の生活に戻って普通に暮らしていいですよ」と言われたことは、信頼してつないだ手を無理に振りきられたようで心細かった。がんで死の恐怖を味わった人が送る普通の生活とは、どんなものであるか見当がつかなかった。そんな心細さを抱いているのに、日常では生活範囲がどんどんと広がって行き、仕事復帰を果たした私を見て地域の人は「治ってよかったわね」と声をかけてくれていた。私も嬉しそうな顔をしてそれに応えていたが、心の底では治ったと思える日は本当にやってくるのか、再発を防ぐのにはどうしたらいいのか、死を恐れながらどうやって普通に暮らしたらいいのか、再発をしたらすぐに病院に逆戻りの身を思うと、今後の生活に何一つ予定が立てられず、日々の苛立ちは募っていくばかりだった。

これからは咳一つ、小さな痛み一つにも再発の不安と二人三脚で過ごしていかなければならないのだ。がんになったことは仕方がないから割り切ろうと思っても、夜中にふと再発の兆候をさがす自分がいる。首に固い突起物がある。骨か腫瘍か、体の左右対称にあるから骨と結論づけて安堵する。付近のリンパ腺が腫れていないかをせわしなくさわってみる。それらのことが夢の中か現実か不明のまま朝の目覚めに不安感が残った。

再発は防ぎたかったが拠り所がなかった。正子さんから時々もらう手紙の中で語られる患者会の人たちを思い出すようになった。患者会の人々は一度は死の淵から這い上がってきた人たちだろう。もしかしたら今もまだ死と隣り合わせにいる人たちかもしれない。死と隣り合わせにいながら、何故がんの顚末を堂々と語れるのだろう。どうして笑っていられるのだろう。がんから離れるどころかがんの核心に頭から突撃して自らがんを蹴散らしていくような、そんな不思議なパワーが患者会にただよっていたような気もした。もう一度A会に行ってみようと思いはじめた。

悩みを分かちあう

定例会は四カ月ぶりであったが、受け付けには「柚原君子」と書かれたネームプレートが用意されていて少し嬉しかった。私はそれを胸に付けて空いている席についた。会が始まるまでは会員同士が声を掛け合っていた。元気だったぁ？　しばらくね。治療は終わったの？　顔色がいいね。今日はだれだれさん来るの？　誰さんは退院したの？……。いろいろな挨拶が行き交っていた。二〇畳程の部屋にテーブルが並び、各人が思い思いの席に座っていた。差し入れのお菓子が少しずつ配られていた。正子さんはお茶を注ぎながら私の方に回ってきて、「私の横が空いているからこちらに移りませんか？」と言ってくれた。参加者が多く椅子が足りないと世話人が隣室から椅子を運びだすと、皆が立ち上がって椅子を順番に送った。「前にもっと詰めたらどうか」「いや、この程度で足りるでしょう」と言い合いながら人がまたそれぞれの席に納まった。「毎年この時期には、生きがい療法実践会から講師がきて講習会をするので参加者が多いんですよね」、と背中が丸くなった老齢の婦人が言った。

手許に配られたパンフレットによると、『生きがい療法』とは、岡山県の伊丹仁郎医師が、がん患者の死の恐怖が脅迫神経症患者の恐怖に似ていることに着目して、神経症の治療法である既存の森田療法をがん患者の治療に取り入れたことに始まる、とある。生命の危機に直面した時に生きる目標を持ち心をプラスの方向に変えていく学習訓練法であり、生きがいや楽しみ、笑いなどを意識的に多く取り込んで恐怖心を減退させるものである。治療には五つの基本方針を用いる。①自分の主治医のつもりでがんと闘う。②今日一日の生きる目標に全力投球する。③人のためになることをする。④死の不安・恐怖と共存する訓練をする。⑤もしもの場合の建設的準備をしておく、があげられている。

講習会が始まった。会員に一枚ずつ白紙が渡された。「紙の中央にまず自分を書きます。空白には自分の周囲の親しい人間関係を書き出してください。そしてそれらを自分と結んでください。結ぶ線は自分がイメージしている太さにしてください」と講師が説明した。みんなは「う～ん」とうなって腕組みをしたり、天井を向いて考えたり、指を折って数えたりした。書き込む音や隣同士で話している声がざわざわとした。「駄目だわ。対人関係が希薄だわ、少しの人しか思い浮かばない。私は嫌われているのかもしれない」誰かが大きな声で言ったのでみんなが笑った。テーブルの向こう側でも爆笑が起きたので、みんなはまた一斉にそちらを向いた。講師が気を利かせて爆笑の元になった男性にマイクを向けた。男性は「いやいや、僕みたいな年寄りになると友達は皆あの世に行っちゃってね。名前は書いてみたけれど、僕はこの世だから線で結んでいいもんかどうか……」。「結んだらあの世に行っちゃうよ」違う男の人が混ぜ返したので、全員でそろって、もう一度大笑いをした。

私は家族、飼い猫、親戚、学生時代の友人、地域や仕事上の友人、スポーツクラブや趣味の友人などを思いつくままに書き止めていった。三〇名くらいの名前があがった。線の太さは家族が一番で、ついで仕事上の友人とスポーツクラブの友人と飼い猫が同じような太さで結ばれた。書き出された名前を見て、たくさんの人々に支えられていたのだと改めて思った。書き終えた人の何枚かを集めてスライドに載せて白板に投影させた。「自分が周囲とどのように関わって生きているか、またどのように支えられて生きているかを把握しながら、がんと闘っていく力を生みだして行きましょう」と講師の説明があった。

支えてくれている人のためにも生きなければならないのでは？　という話になった時、自分と犬と妹一家、とだけ書いた紙がちょうど投影されて、その本人が「私は犬の為に生きます」と言ったのでまた笑いがおきた。「今日はたくさん笑えていいですね。笑って一瞬でもがんを忘れることががんから立ち直っていく過程にもなります。笑うと血液の中のえ～となんて言ったかな」「……だよ」「そうそう、それが増えて免疫力が向上し……もう、先生を替わってもらおうかな」講師もとうとう笑い出した。

「柚原さん、何人書けましたか。わあ、結構すごいですね。柚原さん、がん治りますよ」正子さんがいたずらっぽく笑った。「ありがとうございます。こんなにたくさんの人に支えられていたんですね。正子さんの名前もここに」。私は名前がぴっしりと書かれた紙を両手の人差し指と親指でピーンと張って正子さんに見せた。

生きがい療法はこの他に「ユーモアスピーチ大会」「外に出かけていって何かおもしろいことを探す。街の看板や人の動作や世の中のちぐはぐさなど、何でもいいから探して笑いを発見する」というパターンもあるそうで、心から笑える事を見つけ、生きる目標を持ちプラス志向に物事を変えて、がんから自立していくというこの訓練は、「A会」にとって年間の定例会に組み込まれている大事な療法だった。

この定例会の帰り道、がんの後の目標に何を置いたらいいのだろうか、と考えながら歩いた。治療が終わった後の再発が不安で、がん以後に残された時間が長いものであるか短いものであるかが分からず苛立ってばかりいた。が、生きる事はどの人にとっても短い時間の積み重ねではないかと思えた。まずは時の長さに左右されない目標を持とう。笑いを伴うには日本一の明るいがん患者になることだ。次回の自己紹介ではこのことを言おうと思った。

春になって桜が咲きはじめ、A会恒例のお花見が催された。横浜の大きな公園に行った。二〇人くらいの参加があった。敷き物を敷いて幕の内弁当や持ち寄ったものを並べて車座になった。「お腹を切っているから腰が冷えるのよ、あなたも手術をしたと言っていたでしょ。大きなひざ掛けを持ってきたから一緒に巻きましょう」、と眼鏡をかけた女の人が私も一緒に包んでくれた。花冷えだといけないのでホカロンをたくさん持ってきたから使ってくださいと座の真ん中にいくつか置かれた。さりげない労《いたわ》りあいがあった。

定例会を兼ねているので初めはやはり自己紹介だった。桜にからんだ紹介も多かった。「三年前の桜の季節には病院にいた。これが見納めの桜かと当時は真剣に見たが、今、こうやって桜の樹の下にみんなで座っていると嬉しい、ただただ嬉しい」と語った。「皆さんお元気そうで、これががんをやっている団体かと驚いています。自分は治療をしない方針をとっているけれど時々心が揺れます。何か情報がないかと初めて参加しました。皆さんの元気なパワーを頂戴したいです」と恰幅の良い男性が言った。司会役の人が「がんへの取り組みかたは人さまざまですから有益な情報があるかもしれません。何か具体的に聴きたいことがあったら聞いてください」と付け足した。胃のない人がおかゆをお弁当箱から出して食べた。「一日に五回もご飯を食べなければならないんですよ」と言った。幕の内弁当の中から卵焼きを「これなら食べられますか」と、分けてあげた人がいた。

「消化器系の人は大変だね。今日は来ていないけれど、京都の××さんなんて食道が細いから何でも詰まってしまって、その度に救急外来で一万五千円でとってもらうらしいよ……」「呼吸器系だって大変ですよ。風邪は引いちゃいけない。階段は上れない」進行役の人が、「はいはい、病気自慢は後でたくさんさせてあげるからね」と、口をはさんだ。自己紹介が時々脇道に逸れるが、がんのことを話す為に集まっているので誰も話を止めたりしないで耳を傾けた。

私と正子さんは同じ時期に同じ病院に入院していたので、病院の外れにある桜を見に看護婦さんたちに連れ出してもらったことを思い出して語った。「重症の人はベッドごと移動して、腕力に自慢のありそうな看護婦さんに押されていたよね。柚原さんは点滴の棒（架台）を押していたよね」と正子さんが言った。

会員が皆、食べたり飲んだりしながら桜を見上げていた。がん体験で涙を流したり落ち込んだりは私だけではない。辛いのは私だけではなかった。A会の皆が、がんに対してスクラムを組んで生きる方向を向いていた。私もその一番端の人に寄りそって一緒に肩を組んでいる気持ちになれた。

後日、桜の樹の下で皆と撮った写真を表紙にした会報が送られてきた。参加者名も載っていたので写真の人と結んでいくとさらに親しみが増した。正子さんから「編集部員になってもらえませんか」というメッセージが同封されていた。

地域との関わりも病気前の姿に少しずつ戻ったが、以前のように健康な社会から絶対に弾き飛ばされまいとする肩肘張った緊張感は、不思議と消えていた。それは、がんの事を聞いてくれる仲間ががん患者会にいけばいる、精神的不安もいざとなったらその仲間から支えてもらえるという確信を得て、心が安定したからであると思う。

日常生活を淡々と送って死んだら死んだときと開き直っているように見える人でも、実は再発や転移が明日くるかもしれない不安を常に抱えていることが分かった。単なる肩凝りや神経痛、食べすぎの腹痛、風邪による喉の痛みでも、全身転移か再発かと冷や汗をかき、悶々と悩んだ挙げ句に病院に飛び込むような経験談を患者会で何度も聞いた。耳で聞くだけの学習であったが、自分の腹痛や喉の痛みに慌てふためくことはなくなった。がん患者なら誰でも経験しているこんな患者の心情を、がんを体験しない人に訴え、愚痴り、嘆いても「病院で診てもらえば」と言われるのが関の山で、患者会の仲間に聞いてもらってはじめて、心が安堵するのだった。会に参加した当初は、がん患者だけで傷をなめあってどうなるのだという思いがないわけでもなかったが、とりあえずはなめあうことによって心が落ち着くのであれば、瞬間でも再発転移・死の不安から遠ざかることができるようだった。

また、がんの話を十分にできるところが確保されていると思えることは、話をしたいとき、がんに押しつぶされそうになったときだけでもここに来ればいいという安心感に繋がった。患者会で患者同士が支えあい、他者の生き方を模倣しつつ、生きる力を育んでいくことは免疫力の向上になり、自然治癒力だって働きそうに思えた。

会に入ってしばらくは苦痛に思えた自己紹介が、回を重ねるごとに微妙に変化しているのに気がついた。自己紹介の持ち時間は、せっぱ詰まった現状を抱えて飛び込んできたような人は長い場合もあるが、一人大体二、三分。住所氏名を名乗った後に、病名、発症経過、治療中か、経過観察中かなど、また生活面での近況報告や、がんに関する情報、嬉しかったことや悲しかったことなどが話された。患者本人でない場合は遺族、家族、と名乗った。患者会を勉強の教材にしている学生・医療関係者・患者会を取材するマスコミの人などが定例会に交じっている場合もあって、その人たちはどんな目的で会に参加しているのかを言った。

会に参加した当初は、がんを認めたくない気持ちが残っていたから、がんの事実を言うことは自分の心に反するので自己紹介に抵抗感を覚えていた。しかし会に親しむにつれて「悪性リンパ腫です」と言えるようになった。近況を付けるときは、「治療して経過観察中の身ですが、早く無罪放免になりたいと思っています」などと言えるようにもなった。自己紹介を繰り返すことによって、がんという病気を自分の中に無理せず日を追って固定させていくことができたのだと言える。その時々の心情を語ることによって、あるときは自分を奮い立たせているような、あるときは言葉に先導してもらい自分は後から付いていくような、定例会に出るごとに自分がしっかりしていくような、不思議な作用を自己紹介はもたらしていた。また他の会員の自己紹介を聴くことによって多くのことを学習できた。話された内容にうなずくことで、自分の悩みも半分は癒されるように思った。今月でめでたく五年がすぎたと嬉しい報告があると、会場の皆で割れるような拍手を送った。自分も早く五年が過ぎて、ここにいる皆から拍手をもらいたい。もしかしたら寛解の目安と言われる五年を頑張れるかもしれない、と思えて来るから不思議だった。自己紹介は会員同士が、がんという同じ土俵上にいるのを確認しあいながら、仲間として支え合い、労り合い、癒し合う出発点となるようだった。

広がる輪

初めのころの私は、会を紹介してくれた正子さんにぴったりとくっついていた。正子さんとは同じ病院に通い、病院の内部事情もツーカーの仲で、互いに経過観察中の身でもあり、気持ちを共有できる部分が多かったからである。年齢は私の方が一回りも上で彼女にとって私は姉というより母に近い存在だったが、病気の面では彼女の方が骨髄移植というすごい治療をしていて、私は彼女の精神力と生命力を尊敬していた。会の定例会は月に一回だったから、普段は手紙のやり取りをした。文字によってがんを見つめる手紙の交換はがんを互いにおもちゃにして遊ぶ趣すらあって愉快な文面になっていた。私の知らない会員とのやり取りも書かれていて正子さんを通してA会の事情に詳しくなっていった。

夏から会報の編集の手伝いを始めた。

会報は隔月に発行されていた。内容は定例会の記録、新入会員やがんに関する情報の掲載、闘病記やエッセーの募集、企画もの（アンケートの収集や誌上討論会）、お知らせ事項、編集後記などがあり、それらがいろいろな組み合わせで編集されていった。編集部員は持ち分を決められ、設定した締め切りに従い、第一校正、第二校正をしていった。原稿を書いたり、ファクスで送られてくる原稿に赤ペンを入れるなど、家にいても何かと忙しく、それはまたとても充実した時間となった。校正や編集会議は時には編集長の当番となる人の自宅で行なわれることもあり、会議後は楽しい食事会となった。買い出し部隊や台所で腕を振るう係などを分担し合い、普段の交際範囲とは異なる、まるで異業種交流会のような楽しい会食になる。「会社でがんを隠してシャカリキに働いていますよ」という正子さんの言葉に、「がんだって捨てたものじゃないってわかったわ。家族の絆は強くなるし、病であろうがなかろうが人の一生は案外と短いものだとも分かったから深く生きられる。いいよね」と私が応えた。「次号は五年生存率達成特集号にして、がんになったばかりの人を誌上で励ます内容にしよう」とか「がんの治療が遺伝子関連やレーザーなどあれこれ変わってきているから、新聞にがん治療の情報が出たら、その見出しだけ集めて一つのコラムにしない？　詳しく読みたい場合は各人が図書館に行って読めばいいよね」などと、次号の企画の話題もでてくるのが常だった。気兼ねのいらない仲間でがんの話ができるひととき。お料理はおいしく、胃の中にワインもキューと入っていく。がん患者の仲間と対していると、何かしらの意味があって此処に導かれてやってきたかのような、人生にとってがんは必要であったような気さえしてくるのだった。

会報に載せるために闘病記を初めて書いた。字数に制限があったから主に病状の推移を中心としたが、まとめで今後の展望の部分に「がんなのに、こんなに明るく生きた人はいないのではないかと言われるようがんの達人を目指そう」と勢いよくしめくくり、がんの出来事を振り返れるようになった自分を確かめた。

会報の取材をすることによって他の会員とも親しくなった。がんの知識も少しずつ増えて会員が話している民間療法や治療の薬剤の話にも相づちが打てるようになった。新聞記事や本を参考に会員同士で話されるがん治療の最前線がどうなっているかの話題にも興味が出てきた。A会の概要も分かりはじめた。会員はすべての人と親しく面識があるわけではなく罹患部位別、病院別、年齢別、治療別、発病年月別、入会年月別、地域別、嗜好別、仕事においての現役と退職の別などの中から、寄り集まりやすい理由で友達としての輪を作っていた。それがまた他の友達の輪と微妙に少しずつ重なって、全体の輪になっていた。この輪は大きな意味で一つの患者会にとどまるだけでなく、それぞれの友達の輪のつてで他の患者会とも繋がっていたから、治療法を模索したい場合には他の患者会に詳しい友人と連絡を取り、その人がそこの会で聞き及んだ治療の情報を入手する場合もあった。私も私と同じような中年女性の輪の中にも入っていくことができ、違う部位のがんの話に耳を傾け、そのがんなりの大変さを思いやった。男性のグループにはあれこれと話しかけるのはやはりためらわれた。体を想像する病気の話は同性の方が話しやすかった。

定例会の後は飲酒制限がない人を中心に居酒屋に直行する組があって、私も時には参加した。五時の居酒屋の口開けを待って多いときは二〇人以上でなだれ込んだ。胃のない人が大ジョッキを重ね、定例会でうな垂れていた人が果実酒を前ににこやかな笑顔になっていた。誰かが注文する料理に、私も私もと声が上がり、煮物やサラダを皆で分け合ってつついた。がんであっても健啖家が少なくない。にぎやかで底抜けに明るい大声で、がんを肴に宴会が進行する。初めて宴会に参加してくる人は誰でも大いに驚く。がんでも矢でも鉄砲でも持ってこい、がんになったからには仕方ない、開き直れ開き直れ。あちらこちらから聞こえてくる威勢のよさ。例え宴会時だけの威勢のよさであってもカラ元気であっても、瞬間でもがんを踏み越えていることには間違いなかった。定例会とはまた違った会員同士の親しみが生まれ、互いの家を訪ねる相談や食事会の約束が成り立ったりしていた。

再発か?!

二年目の定期検診で肺に五円玉弱の影がでたことがある。来た！　再発だ。影のあるCTフィルムを何枚もみせられて私は足が震えた。主治医は「影の輪郭ががんでないような気もする、近頃の検査機械は精密度を増しているので写り過ぎる場合もあってね。でも手後れになってもいけないし」とあれこれ患者の私が返事のしようがないことをつぶやくので、「たまたま何か他の原因で写ったのであれば、今は消えているかもしれない。先生、ＣＴ室が空いていたら今すぐに行って、もう一度撮っていただきたいのですが」と催促した。

わけが分からず検査をされてもいやなので、駄目押しのつもりだった。ＣＴ室に走った。受け取ったフィルムには同じような影がしっかりと写っていた。私は呼吸が苦しくなった。肺切除になれば生活全体の問題となり、乳児を抱えたりする保育の仕事はできない。再発はこれまでがんと共生をしようと頑張ってきたすべてを振り出しに戻してしまう。肺の影は肺だけにとどまらないことを患者会で多く見聞きしていた。私は再び絶望の一歩手前に立たされた。主治医は呼吸器内科と相談をして内視鏡検査をすると言った。私は拒否できなかった。内視鏡の管が喉《のど》を通って気管の方に入っていくことは、想像をするだけでも息苦しかった。

会員の肺ガンの人に電話をした。

「何度も内視鏡をやっているけれど、大丈夫だよ。喉の麻酔をする時にね、基礎麻酔のほかに検査直前に喉に含む麻酔と噴霧器でやる麻酔とあるんだけど、噴霧器の方をたくさんやってもらうんだよ。その時にう〜んと、あごがはずれるくらい大きな口を開けて喉の奥の方にしっかり麻酔が噴霧されるように頑張るわけ。大丈夫だよ。管が喉を入っていったら咳をしたくなるけれど、小さな咳を少しずつして大きな咳にならないようにする。多分大勢の若い研修医が付いているはずだから、その中で一番カッコいい男に手を握ってもらえば気持ちが安定するよ。大丈夫だよ。頑張れ。大丈夫だよ」

何度も繰り返される「大丈夫だよ」に私は涙ぐみそうになった。

教えられたとおりに内視鏡検査に臨んだ。あごがはずれるくらい大口を開けて喉の奥に麻酔を噴霧してもらい、咳を小さく小出しにして頑張った。しかし内視鏡の先端は影に届かず影の実態の究明にはならなかった。主治医は、ＣＴで映像を見ながら背中側から影に針を刺して調べる方法を取るので二泊の入院をしてほしい、と言った。

入院となると親戚に黙っているわけにもいかず、電話で告げた。「肺に影があるなんて……。咳なんかしてないだろう。大丈夫だよ。検査の時にピップエレキバンなんか貼ってたんじゃないの？」

会員の仲間とは、「大丈夫だよ」の質も違ったし、後の冗談は私の神経を逆なでした。再発の不安なんて所詮分かってもらおうとは思っていないので、私は連絡事項終了とばかりに受話器を置いた。

背中から針を刺す不安。間違って肺に穴が開いたらどうするのだろう。続けてやってきた大きな不安に私はいたたまれず、受話器を握り、会員の数名に電話をした。誰かに話してこの重い心を軽くしたかった。皆は一様に「大変ね。頑張ってね」と励ましてくれた。中には「私はそういう検査をした経験はないけれど、足の付け根の動脈から管をいれて血管造影の検査をしたときは、後の二十四時間が絶対安静で、一つも動いてはいけなくて、脚の付け根に砂袋を置かれてね。あれは辛かったわね」と他の検査の大変さを語ってくれた人もいた。目の前の辛さを振り払っていかなければならないのは私だけではないのだ、と思うと少し勇気をもらえた気がした。

正子さんにも電話をした。「う～ん、背中から針を刺して、肺の影を検査した会員がいるかどうかは知らないなぁ。でも、もうこうなったら何でもみてやろう根性で突っ走るしかないよ。がんに負けるのはしゃくだもの。柚原さん、背中から針をさす一部始終を詳しくリポートしてよ。今度の編集長は私だから、独断と偏見で全面の八ページを全部割いてもいいよ」。しぼみかかっていた心に彼女は鮮度のよい空気を送り込んでくれた。

入院検査の日、手術着に着替えさせられて、髪の毛を布で縛り、歩けるのにベッドのまま（病室に帰る用意）CT室に運ばれた。ドォ～ン、ドォ～ンとCTが回りはじめた。私はうつぶせにされ、肺の辺りをCTの中心にいれられた。大きな針を持った医師がどこから現れるのかとキョロキョロとしたが、数枚の写真を撮った後に機械の音が止んだ。

CT室の医師がドアを開けて入ってきて「影がどこにも見当たらないので病室にお帰りになって結構です」と言った。

影が消えている？　なんのことだろうかとキツネにつままれた思いだった。主治医は「よかったね」を連発したので、患者をさんざん怖がらせたことへの皮肉も含めて、「一体あの影は何だったのですか」と問いただしたが、消えてしまったから分からないと言われた。

後日、A会の定例会の近況報告でこの顛末を言った。それをきっかけに次々と意見が出された。いわく、機械に頼る検査なので医師は数値ばかりを見て患者の顔を見ない。経験則で診る医師が減ってきている。がんは予測できない方向に進むのでとにかく検査されるのは仕方がない。検査をしてみたい物体が来ると、待っていましたとばかりに新人医者の研修をする。こんなことなども考えられるので、結局自分自身でよく考えていかなければならない。考えるためには、今後患者側もいろいろな本を読んだり、患者会のネットワークを利用して勉強していかなければならないのではないか。こういうときにこそセカンドオピニオンを持つべきだ。ざっとこんな話し合いになった。

編集長の正子さんだけは「八ページを空けておいたのに、他の記事を探さなければ」と真顔とも冗談ともいえる顔で言った。

がん友だち

私が会にだいぶ馴染んだ頃、一人の男性が入会して来た。記憶が定かではないのだが、彼は私のとなりに座って「がんを考えると、夜はなかなか眠れなくてね」と言ったらしい。私は入院中に主治医に「がんのことが頭から離れない」と言ったら、「がんなんだから頭に入れておきなさい」とピシッと言われて、がんを受容する一つのプロセスになっていった経験がある。その経験があったので、私は彼に「眠れなければ寝なければいい。三日も起きていれば眠くなる」と暴言を吐いたようなのだが、私ははっきりと覚えていない。

彼は親しくなった後に、「いや～、あの時、会に来たばかりで驚いたけど、あの言葉が、がんから開き直ったきっかけになったね。親分のお陰だね」と言い、以来、彼は私を「親分」と親しみを込めて呼んでくれるようになった。

彼は六十九歳。兵隊と労働組合の闘士の経験がある。芸能記者も経験したことがあるそうで、雑学に強く、サービス精神旺盛で、彼の周りはいつも笑いがたえなかった。彼は前立腺がんだったので自己紹介の時に「私は前立腺がんですから、前ちゃんと呼んでください」とユーモアを交え、第一声からいつも皆を笑わせていた。定例会では必ず私の顔を見て「親分元気かね」と声をかけてくれる。年長者の前ちゃんが私を親分と呼ぶので、周囲の会員が私と前ちゃんを見比べていると、誰かれかまわず、「この人はひどい人なんだよ。私ががんでね、夜も眠れないって話したら『三日も起きていればそのうち眠くなるから起きてなさい』って言ったんだよ。ひどい人でしょ。でも僕はそれで開き直ったね。それ以来、尊敬して親分って呼んでるんだよ」と早口で話す。周りの会員が爆笑すると「今、笑ったでしょう。あなたたちの免疫力が確かに上がったね」とすかさず前ちゃんが言う。

話は更に続く。「女性ホルモンを投与しているので、髪がかなり後退していたのに前進したんだよ。すなわちはげている部分の髪が盛り返したの。髪の量もふえ、ラッキーと思っていたら、乳房が膨らみ始め、（触ってみる？）（えっ！いいんですか）（後で内緒でね。僕も恥ずかしいから）（えっ！）それでね、今まではパフィーのような女の子達が好きだったんだけど、今はなぜか稲垣君を見ると胸がときめくようになっちゃってね。女性ホルモン療法をすると、こんな副作用があるなんて医者は言わなかったから驚いちゃっているけど、精神作用にも変化が出るもんだね」。もうこの辺りになると全く前ちゃんのペースで、爆笑の渦だ。

男性だけれど、「治療の影響で人畜無害」と公言するこの前ちゃんと、他の数名と旅行に行ったことがある。旅行の間は、薬の時間や体調を互いに気遣った。長くは生きられないかもしれないけれど、満足感や生活を味わう達人になれたし、物事を質の深さにおいて捉えることが上手になれてよかったなど、がんのメリットを衒《てら》いもなく話しあった。

旅行から帰った後も生活の場でぽっかり穴があく時など、電話のやりとりをした。落ち込んでいると言うと、親分でも這い上がれそうにもない穴があるのかと言うから、はいあがれないわけではないけれど誰かに「よいっしょ」と声をかけてもらいたくて、こんな時は人畜無害ながん友だちの前ちゃんがいいと思って電話したの、と私が返事すると、「僕の女性ホルモン療法も二、三年が限度だから、この療法が終わったら男性に戻るから襲うよ！　その時は知らないよ」。電話の向こうとこちらで互いにハハハハと笑いあった。

彼には、薬の分野で考えさせられるきっかけもたくさんもらった。いわく、こんなことだ。病院の患者管理体制が各科別になっているので、たくさんの科にかかればかかるほど投薬が増え、併せて服用すると予期せぬ副作用に巻き込まれる可能性が十分にある。だから、もらった薬は薬の本で調べてから飲んだ方がいい。医者から渡された薬に疑問があって飲んでいない時期があったのに、その後の経過がよくなったのを薬の効果があったからと医者は喜んでいる。「薬を飲まないのに出た効果ってなんだろうね、親分。飲んでいたらどうなっていたんだろうかね」。薬の話に及ぶと、前ちゃんの不満はとどまらなかった。

A会は顧問に医師を置いているが、定例会に常にその医師の姿があるわけではなかった。年間行事予定には顧問以外のいろいろな分野の医師の話を組み込んでいるので、医療サイドの情報が全く入ってこないことはなかったが、前ちゃんのように薬に対する疑問を皆の前で言っても、会員の経験した範囲の中での反応しかなく、適切な判断やアドバイスは定例会からすぐには得られにくかった。

彼は他の患者会にも情報を求め、A会にはない接点（医療関係者と直接とはいわなくとも、質問をすれば適切な答えが返ってくるような医療サイドにパイプを持っている会）を求めた。「千葉にある総合部位の患者会に行ってきた。リーダーが看護婦さんでね、医療の話に詳しいからアドバイスも直ぐにもらえる。すごくよく話を聞いてくれるし、電話相談もやっているらしいよ」。こんな前ちゃんからは、本当にいろいろ教えてもらった。

社会への問いかけ

A会に入って三年後の九七年秋、創立十周年を記念してシンポジウムを行なう事になった。会員に協力の呼び掛けをして、集まった二〇名で実行委員会を作った。会員の中からパネリストを選出した。一般社会に向けてのシンポジウムなので社会に問題提起をできる内容を含んでいること、本人ががんだと公言していること、たくさんの人の前で話ができることなどが人選の基準になった。

開催まで半年の準備期間があった。五〇〇名収容可能を目安に会場を手分けして探した。テーマを決め、基調講演の講師を依頼し、医療関係者にコーディネーターを要請し、マスコミにPR活動をした。開催日まで何度も会合を開き、「生きがい療法」をさながら地で行くような意気込みになった。パンフレットや案内状を作った。準備のあれこれに集中したいので治療の予定をずらしてもらった人もいた。誰の目も生き生きとして高揚感があふれていた。

準備は最終段階に入り、動ける人を中心にして当日のスタッフを募り、会場係・舞台係・進行係を決め、シンポジウムの流れの時間配分を皆で検討した。

当日にはカメラが得意な人は映像係を買って出て〝きれいどころ〟を自己申告できる人は受付になり、編集担当者は記録係になり、力持ちの人は舞台の設定をした。花屋さんが会場の花を活けに来た。お祝いの花束もたくさん届いて殺風景だった受付が華やいだ。会員の体調を考えて控えの部屋が用意されて看護婦の資格のある会員が詰めた。がん患者なのに皆が張り切って動いていた。私自身もがんを発症して三年が経ち、会場の公会堂の階段をせわしなく登り降りしている元気な自分にも、信じられない思いがした。

「お客さんが並びはじめましたので係は持ち場についてください。お腹が空いた人は控え室におにぎりやパンがありますので食べてください。無理をしないで体調を考えて動いてくださいね」と進行係からアナウンスがあった。公会堂にお客さんが入りはじめた。人で埋まっていく会場を舞台の袖から覗き見て、ドキドキするね、と会員たちと言い合った。基調講演をする著名な医師が楽屋入りしたとのことで接待係の人がお茶の用意を持って控え室に行った。開演のベルが鳴ってシンポジウムが始まった。

会員同士で、疲れませんか、疲れたら休んでくださいね、と小声で声をかけ合った。シンポジウムの幕が大きな拍手で成功裡に下りた時、達成感で心が充ち足りていた。打ち上げでは基調講演の医師やパネリスト、取材に訪れた新聞記者などを囲んだ輪ができあがり話がはずんだ。また、それぞれの持ち場での失敗談が披露されると笑い声が上がって、皆はおおいに酔っぱらった。

翌日の新聞にはシンポジウムの様子が掲載され、それを読んだというがん患者の入会が相次いだ。

会全体の社会に対するPRと、がんへの理解を深めてもらう催しはシンポジウムが一番だが、開催まではものすごいエネルギーが必要であったから、そう頻繁には行なえなかった。会報も会の存在や患者の気持ちを理解してもらえるものには違いなかったが、どちらかというと内部に向けて発信される色合いが濃かった。

社会にがんへの理解を深めてもらい、がん患者が病院で過ごしやすいよう、告知を受けた患者の心理状態を知ってもらうようなことができるチャンスとしては、外部の招請を受けて出かける講演が挙げられる。講演は、自分の経験した入院中の病院の問題点や、医療関係者から受けた不信感、社会にがんを抱えて出ていったときの理不尽さを訴える役目も担える。講演を聴いた医療関係者は患者の心情を医療現場に生かし、市井の人はがん患者の本音を聞き、身近ながん患者への対処に役立てられるし、いつかやってくるかもしれないがんに対しての事前勉強にもなる。

講演は患者当人にもメリットをもたらす。看護学生や医療関係者はもとより市井の人々をも聴衆にして、壇上に立ってがん体験や心情を聴いてもらうと、がんに対して現時点でどう考えているのかがよく分かるようになる。闘病体験を一つのレポートにしてまとめ、それを客観視して語るとき、自らが自らを癒す作用が働くのか、思わず落涙する患者もいる。多くの人が私のがん体験を聞いてくれて何かの役に立ててくれることは嬉しい。体中を気持ちよく血液が巡り、私の体の中でT型キラー細胞（免疫力を高める働きをもつ細胞）が、がんの芽を次々と食い殺しているような気分にもなってくる。

講演をこなしていけばいくほど、発病から日が経っていき、患者自身、その時点、その時点で抱えている問題点を自分で整理できる。五年生存率九九パーセントのがんと五パーセントしかないがんとを比べてみても、患者当人から見た生存率は、ゼロパーセントか百パーセントのどちらかでしかないことが分かってくる。自分のがんの予後が一般的に悪いと言われている場合でも、自分とは無関係であるかもしれないと思えるようになる。先行きを、あれこれ心配しても仕方がないかもしれないと思うようになる。自分を語り自分を振り返ることが、がんとの共生の足がかりとなり、やがて、がんを忘れて歩き出せそうな気配を感じとれる場合もある。

私も講演の経験を何度かさせてもらった。講演先の壇上で私はいつも、命が今あることに感謝していた。感謝の気持ちを込めて私の体験がすこしでも役に立つのならと心の中のありようを丁寧に語った。医療サイドの研修会に招かれたときは、告知された患者の心理やベッドで考えた体験などとともに、患者として感じた医療不信などを話した。一般の健康な人が集まる保健所に招かれたときは、健康志向社会での患者の生きづらさを話して、がん患者への理解を求めた。看護学校に招かれた時は、患者の気持ちや看護されて嬉しかった面や不足に感じた面などを話した。時には看護学校の先生の配慮で全学年からの感想文が宅急便で送られてくる。それらは私が生きづらさを感じた時に自らを励ますために読み返す。がんにならなければめぐり合うことのなかった若い看護学生の気持ちにふれながら、がんの体験を無駄にしてはいけないのだと思った。

患者会の中で仲間と共に過ごして、気がついたら五年の歳月が流れていた。会に入ったばかりの頃に五年生存を達成した人が会員から大きな拍手をもらっていたのと同様に、私も定例会会場で大きな拍手で包んでもらった。

がん友だちの死を見つめて

患者会からは免疫力の向上や勇気をもらえるが、時として仲間として支えあった人の死にも直面してしまうこともある。患者同士で組んでいたスクラムの間をするりと抜けて、この世から去っていく場面に立ち会うことは、やるせない思いになる。

私をユーモアたっぷりに「親分」と呼んでくれていた前ちゃんが、突然に逝ってしまった。がんのことを懸命に勉強して、新聞記事にがんの情報があるとコピーして皆に配り、自分のがんはお笑いで語り、ホルモン療法が終わったら次はどの治療法でいこうかと他の会にも顔を出して研究に余念がなかった。自分はがん以外では絶対死なないと言い切って精力的に動いていた前ちゃんが、ちょっと熱っぽいし疲れたから早めに就寝すると眠りにはいり、そのままたった一晩であっけなく逝ってしまったのだ。肺炎だった。患者会で親しくなった友達の中では初めての死だった。

告別式の日、私は前ちゃんに、「がんになったからこそ出会えたんだよね。私もいつかはそちらに行くから、そちらでは先輩になる前ちゃんを親分って呼ぶからね。面白い話いっぱいためておいてね。さようなら」とお別れの手紙を書き、棺に入れてもらった。棺の中に笑っているような前ちゃんの顔があった。

入会する以前、同時期に入院していた真智子さんの死に出会い、居ても立ってもいられなくなり、ちょうど居合わせた正子さんにすがるように話し掛けた私の心の乱れは、前ちゃんの死に対峙した時はなかった。がんから七年の歳月を経て、私自身ががんを抱えてしっかりと大地に立てたことを、前ちゃんの死によって教えられた。

前ちゃんの死から十二日後、残念ながらがんの友人として私はもう一人を見送った。

宮野さんは私より二年あとの九四年秋に入会してきた。上顎がん手術後二年目に左目再発転移で眼球を摘出。顔半分が常にガーゼで覆われていた。その後も再発を二回、手術六回、抗がん剤治療を二回。さらに左眼窩に転移した腫瘤を縮小させるため当時まだ臨床段階であった重粒子線治療に臨んだ。腫瘤は縮小したが、その後、両肺に転移が判明。そして近い将来、重粒子線治療の副作用で残っていた右目の視力も保証できない、という厳しい現状を抱えている人だった。

初めて会に来たときの自己紹介で、宮野さんは自分のこれまでの症状を語るうちに皆の前で泣いてしまった。しかし強さも併せ持っていた。涙をぬぐいながら最後にこう言った。「がんの手術で顔が歪みました。歯も抜いているのでうまく喋れないし、唾液もうまく飲み込めません。初めは人前に出るのも嫌だったけれど、今は私の顔を見たい人はどうぞという感じです。病気のことは説明しますので直に聞いてください。別にやくざの喧嘩でこうなったわけではありません」。

泣き笑い顔で、でも真っ正面を向いて宮野さんは言った。強さといったら語弊があるかもしれない。前を向いて生きていく強い意志に支えられてと言い換えた方がいいかもしれない。度重なる再発転移を乗り越えるために、底知れぬ闇があったのではないかと思われるが、涙を払いのけて笑顔で締めくくった宮野さんの自己紹介に、全員が割れるような拍手を送った。

宮野さんと私とは予後や悩みが違ったので、がんについて深く話し合うきっかけはなかったが、お互いに保育に関わる仕事をしていたので今時の保育事情についてはよく話をした。話しているうちに、趣味の範囲ではあるが、文章を少しずつ書いている共通項を見い出すことができた。私が書き散らしたエッセーを「読みたいな」と言ってくださったので送ると、感想文の封書が返ってきて手紙のやり取りが始まった。私との手紙のやり取りにはがんの話はあまり出てこなかったが、彼女は年々厳しくなる状況の中で、自分の治療を模索していきながら、会員の中でも特に終末期を考える人たちとの交流を深めていった様子だった。

九八年四月の会報に宮野さんが、会員の中でやはり終末期にあったS会員とどのように接していったのかが掲載されているので、原文のまま（文中、SさんとKさんは実名だが、筆者の判断で匿名にした）揚げてみたい。

「Sさんを偲んで『最後の電話』」——宮野睦子

「私が、会員であるSさんと出会ったのは二年前の定例会の日でした。彼女は自己紹介の中で『病気になり一〇年たちます。乳がんから肝臓へ転移しており、現在は横浜で免疫療法をしています』と言ってました。私はその療法に興味があったので彼女の側に寄り、その話を聞きました。彼女はとても親切にわかりやすく教えてくれて、自宅の電話番号を教えてくれました。数日後私は彼女に電話して、再びその療法のことについてお話ししたのが始まりでした。彼女は知的で優しく、私にないものをたくさん持っている人でした。

その後、定例会で会ったり、個人的に会うようになり、病気の話だけではなく子どものことや家族のこと旅のことなどをよく話しました。彼女は海外旅行をすることが多く、子どもさんを連れて夏休みや春休みを利用して海外へ出かけていました。私は病気のことよりも彼女の旅の話が好きで写真を見せてもらったり現地の話を聞いていると、自分も一緒に旅をしているように思えました。

その彼女が昨年の二月頃『がんが広がり余命一年、今年いっぱいと先生に言われたのよ』と私に言いました。私は胸が詰まってしまい、何て言っていいのか分からず、小さな声で『そうなの？　とても信じられないけど。だって元気じゃない』と言っていました。彼女はいろいろな代替療法にとても興味を持っており、生きることに積極的に取り組んでいました。そんな治療の中、ハワイに行ったり沖縄に行ったりして日々を過ごしていました。七月には会員のKさん宅に行って三人で写真会を開きました。私は手術のために顔が歪んでいるので、写真を撮られるのが大嫌いでした。でもいつまでもそうしているのがバカバカしくなり、思い切って写真を撮ることにしました。Sさんも私も当日は洋服を二、三着持っていき、スカーフや髪飾りも持ってやる気で一杯でした。Sさんも私もいつもより化粧の時間を長くし、洋服もとっかえひっかえして、いろいろなポーズをして写真を撮りました。その間、Sさんは髪をセットしてくださったり、自分の洋服を「こっちにしたら」と貸してくださったり、とても楽しい時間を過ごしました。

その年の秋頃より体調が悪くなり始めたようで、会うこともだんだんなくなり、電話で話はしていましたが、まだ生きることに積極的でした。十月頃より私の方も吐き気やだるさが出るようになり、ＭＲＩの検査の結果、目の奥に三センチのがんができ放医研で放射線治療を行なうことになりました。また、以前の治療法のせいなのか、病気のせいなのか、視力もだんだん低下していっておりました（視力は現在〇・〇〇二となりほとんど見えず障害者二級である)。

彼女もその頃甲府の方で代替療法を受けており、私たちは会うことができなくなりました。私は彼女が心配で、千葉の病院で夕食が済むと外に出て、甲府の方に向かって彼女に声をかけたり歌を歌ったりして気にかけていました。

十二月中旬頃、週末帰宅で家に戻っていた私に、Sさんから電話がありました。彼女の声は小さく、また、口に氷を含んで話しているので時々聞きづらいときもありました。私たちは病気の近況報告をした後、彼女はポツリと『これが最後の電話だから……ね』と言いました。私は胸がぐっとつまり、目に涙がたまり、何といったらいいんだろうかと思いました。大丈夫だよ、とか、もう少しがんばって、とか、そんな白々しいことは言えず『わかった』と言い『私は生きるから。生きぬいていくからね』と言うと、彼女は『そうよ。そうよ』と二度言い、電話は終わりました。私は自宅マンションから見えるランドマークタワーの灯かりをもはや見えなくなりつつある目でじっと見て、彼女の言葉を思い出しては涙を流しました。平成十年一月四日に彼女は亡くなりました。彼女の意志で葬儀は行なわず、身内による密葬で黄泉の国に旅立ちました。

以前Kさんの家での写真会の帰り、私たちは自分の死のこと、お葬式のことを明るく話したことを思い出します。彼女に出会えたことに心から感謝しています。ありがとう」

会報のこのページを読むと「これが最後の電話だから……ね」と言われ「わかった」と応える、言葉を投げる方と受けとる方との思いのやるせなさに、私はいまでも涙ぐんでしまう。

辛い背中の荷物は、背負いきれる人にだけ渡されるらしいが、辛い背中の荷物など誰も欲しいと思わない。ある日とつぜん何者かの手によって載せられたから仕方なく背負っているだけだ。患者会にやってくる誰もが、がんを発病しなければごく普通の人生を過ごしていられたのにと思うと、更にやるせない。

その後、宮野さん自身も治療の後遺症(これも私にはあとで分かったことだが、彼女は重粒子線治療のときに失明の危険を承知で腫瘤の縮小、すなわち目が見えなくとも、命の長さを家族のために決断した）によって完全失明をしてしまう。失明後も彼女の住む近所の会員の介助で、駅の階段や道路など手を引いてもらいながらしばらくは定例会にやってきていたが、介助をする人もがん患者で体力が不足し、宮野さん自身の体調不良も重なってなかなか定例会に出向いてこられなくなってしまった。

その後、進展する病状は止めることができず、九九年晩秋、宮野さんはホスピスに入った。私はホスピス病棟に行き、モルヒネで眠り続ける宮野さんの枕元にかがんで手を握ってお別れをした。一カ月後宮野さんは亡くなった。

共に支え合い共に生きる場

がん患者が元気に生きていく方向を書いている本なのに、敢えて仲間の死の話を書かせてもらった。仲間の死に向き合うと、何ともいえない寂寥感で心がいっぱいになる。頑張って生きていこうという気力が萎える。生きたい気持ちに肉体が付いてこないというがん特有の最期を見聞きするのは、自分の抱えているがんの今後と重なり、大きな不安として自分の上にのしかかってくる。が、それでも仲間の死はきちんと真正面から受け止め、がん体験者として強く生きていくための一つの試練としなければならないと思う。

真智子さんのことも前ちゃんのことも宮野さんのことも、私は絶対に忘れない。がんになったからこそ出会えた人々で、出会えたことが私には嬉しい。

悲しい別れも経験したが、A会からは心に受けた傷みや不安を和らげてもらった。がんについて遠慮なく話し合える場として、私にとってはとても居心地がよかった。会員の中には、旅行や楽しいイベントにだけ参加して、気の合った友人と盛り上がってがんのことを遠慮なく喋りまくり、自分のストレス発散のためだけに会に出かけてくる会員もいる。会は楽しければいいと断言する。それはまたその人独自の会に対する姿勢だから否定するものでもないが、さまざまな苦しい症状や、予後の厳しさや治療法の行きづまりによって患者会に苦渋の意見を吐露する会員もいて、会の方向性やあり方をもっと検討しなければならないのではと思った。

多少の不協和音はどんな会にもありがちなので致し方ないが、こと命について真剣に対峙しなければならない患者会においては、それでは済まされない問題をはらんでいるようにも思う。編集部で取り上げた会員向けアンケートの中でも「死について、もっと皆で話し合いたい。病気ならずとも、死は誰にでも訪れる。死の問題を取り上げて欲しい」「代替医療に頼らざるをえない会員にも対処して欲しい」という意見が少数ながらあったし、私が会に入ったばかりの頃にも、自分はもう腹水がたまって終末期であるが、と前置きして、高ぶる感情を押さえているのか、震える声で立ち上がって意見を言った一人の男性がいたことも覚えている。「A会はがん患者同士で支え合い、癒し合い、助け合うと言っても、会に出てこられる元気な人ばかりがあれこれ行事を組んでやっているんじゃないの。それは本当のがん患者会ではない。宗教や特定の治療法を持ち込まないのが会の趣旨だと断定することもないと思う。東洋医学やその外の代替医療についてもっと話し合いたい。僕のように終末期にあって、楽しいイベントなんかに関われなくて、あるゆる治療法にすがりたいと思ってこの患者会に所属している会員はどうしたらいいんでしょう」。

その後に彼がどうしたか、A会がその意見をどう対処したかは、当時まだ新米の会員だった私には見えてこなかったが、最近まで宗教や死の問題、東洋医学や代替医療を、会として特に取り上げてきたことはないから、彼の叫びは無駄になってしまったのだろう。

死や死にゆく準備について取り上げることは、生きていく方向を模索して元気や勇気を得るために集まっている大多数の会員にとっては、正面をきって取り上げにくい問題であることは分かるが、死をタブー視する風潮は世間的に薄れてきている感があるから時代に沿ったニーズとして、A会は方向性を示す必要があるかもしれない。

九年前、がんを宣告されて死の影に追われながら辛い抗がん剤治療をした。治療を終えてがん病棟を出た後に戻った社会は、健康や命が永遠に続くものだと信じて疑わぬ人々であふれていた。それらの人々からかもし出される光が眩しすぎて、私は右往左往した。地域の中でがん体験を公表している人もいたが、互いの心情を言い合えるほど近しくはなく、がんの不安をどこにぶつけたらいいのか、精神の安定を図るには何を拠り所としたらよいのかが解らなかった。拠り所をさぐりながら再発の病友を見舞えば、がん体験者同士であっても、退院できた者と再び病院に入らなければならない者との間には大きな溝があることを感じとった。それを埋める術が見あたらずに、そこでもうろたえた。再発不安から心身の痛みを作り出し、病院に駆け込めば「検査の結果は何でもないですから、普通に暮らしていいですよ」と言われた。右往左往の挙げ句に生きる方向を探りあぐねて立ち尽くしてしまった、と言えるだろう。そんな時に患者会の存在を知ったのである。

まったく知らない患者会への入会には抵抗感もあったが、数回の参加でそれは消え、心身の痛みを分かちあえる場所にやっとたどり着いたのだ、という安堵感に変わった。患者会の仲間関係はソーシャルワーカーや主治医という縦の関係で成り立っているものではないから、かしこまったり遠慮したりしないで心身の不安や痛みを安心して吐露していくことができた。しかも吐露したものが一方通行に終らず、同じ体験者同士としての同調を得られ、気持ちが安定した。すぐに問題解決がなされなくとも、それを持つ辛さを共通の体験として、理解を示して受け止めてもらえる場を得られた事が、がんとの共生に踏み出していく大きな一歩になったと言える。

患者会が患者同士で相互支援をするグループ（自助グループ）であることは解って頂けただろうか。患者会は同調・わかちあいの場を基本に持ちながら、その設立経緯や運営方法などからさまざまな色合いの活動になっている。

患者会を訪ねて

「新樹の会」

一九八七年設立。単部位（乳房）。会員数一〇〇名。活動拠点：東京都

この会の特徴は、乳がん手術体験者がボランティアとなり、病室や外来の患者を訪問して入院前患者や手術後の患者に精神的サポートを行なっていることである。

そのいきさつを代表の今井俊子さんはこう語る。

「私が乳がんの手術をした時、同室に二人の患者さんがいたんです。その時、患者同士の話で情報交換はできたとしても、手術が同時期の患者同士では精神的に立ち上がっていくのは難しいと感じたのね。乳がんの先輩として体験を話してくれる人がいれば、がんになったばかりの人に光が与えられると思ったの。一年後、私が手術を受けた病院にM先生が赴任してきたので、M先生に『乳がんを体験したことで人のためになりたい。病室の訪問をしたい』と相談をしたんです。それから、まずは個人的に病室訪問を始めました」

しかし、最初の三年間、病室訪問はごくわずかだった。当時、今井さんは看護学校の教師という立場だったので、ボランティアとして訪れる病院の看護婦から機能訓練の指導者と思われたり、また訪問病院が宗教系だったので布教

と誤解されたり、訪問をしても術式が違う患者には参考にしてもらう事柄が噛み合わなかったり、と試行錯誤の時期でもあった。

八七年七月、本格的活動に入る準備として、全国の三〇〇床以上の総合病院七〇九カ所に対して「入院中の乳がん患者に、乳房切除体験者のボランティアを病院の組織の中に位置づけられた形で導入しているか、また退院後の患者に対して定期的に医療者を交えて話し合う機会を設けているか」とのアンケート用紙を送った。回答施設五一四カ所であったが、ボランティアを受け入れている施設は皆無だった。患者会を持っている施設も一三カ所にすぎず、この現実は今井さんを奮い立たせた。

個人の力で訪問活動を広めていくことに限界を感じた今井さんは、八七年十二月、組織的な活動にするため、ボランティア養成を会の大きな柱に、会員同士の親睦や乳がんに対する知識の習得、社会への啓蒙活動なども目指す乳がんの患者会「新樹の会」を設立した。

翌八八年には、訪問病院の協力を得て乳がん患者六六名に意識調査も行なっている。それによると、ボランティアの訪問を受けたいと思った患者は圧倒的に多く、七三パーセントにも上った。理由として、①同病者として安心して気持ちを分かち合える、②術後の経過や注意事項がわかる、③退院後、元気に暮らしているボランティアの話を聞くと励みになる、などがあげられた。他方、ボランティアの訪問を受けたいと思わなかった人は、①人と話す余裕がない、②軽症の人の話ならいいが重い人の話だと落ち込むから嫌だ、③一喜一憂したくない、④身近に体験者がいたので話を聞くことができた、などが挙げられた。

この調査で、時期や症状に応じて患者に接触する必要性や、患者にとって踏み込んではならない領域などがあることがわかったという。また、当時の日本がん看護学会誌に出された柳沢はつ子氏の論文によると、乳がん患者の術後の相談相手は一位に夫、二位に医師、三位に同じ乳がん患者の順で並んでいた。看護婦よりも乳がん体験者の方が相談しやすいのだと今井さんは推測し、自分達の病室訪問ボランティアを広めていくことの意義に確信を持った。

こうした道程を経て、九九年四月からは、入院手続きの際にこの訪問活動の案内を患者さんに渡してもらうまでになった。現在の登録ボランティアは一二名。近年の病室訪問件数は年平均約七件である。今井さんが活動を開始してから十四年、やっと一つの病院に根づいた訪問活動になった。

訪問活動ボランティア、といっても誰でもがなれるわけではない。会ではボランティアの基本として、①患者の訪問は患者の主治医の許可を得る、②個人的医療的比較をしてはいけない、③医療上の指導および医学内容をもちだしてはいけない、④ボランティアは訪問に対しては充分に自信を持っていくこと、⑤患者を疲れさせないように四十五分以内にする、⑥特定メーカーの装着品を奨めない、などを掲げ、自らの乳がん体験を語りながらも、患者を前向きに導ける力量を備えた人材を派遣できるよう努めている。また会の内部で養成講座を開催している。

会は今、この活動を、他の病院に広めるための準備をしている。

私が「新樹の会」を訪れた二〇〇〇年三月は「ボランティア懇談会」として、このことを中心に話し合われていた。懇談会は今井さんの勤務する看護学校の一室で行なわれた。出席者は、すでに登録済みのボランティアが六人、今年度の養成講座を受けようとしている人が四人、代表の今井さん、新規に活動を始める病院との橋渡し役医師、の合計一二人であった。

橋渡しをしている医師から、これまでの経過と問題点は次のようであると説明があった。

「活動を広げるために準備をして一年が経っていますが、いまだ実現にこぎつけていません。一番のネックは、医療情報の扱い方です。患者側に変な情報が入ることによって医療がやりづらくなるのではないかという懸念が、現場の医療側に不安材料として残っています。患者は医師に聞かなければならないことをボランティアに聞くようなことはないと思うのですが、その辺りに医療側の認識のずれがあるようです」

患者からの質問をボランティアが、どのようにさばいていけるのか。ボランティアの個人的にすぎない体験の中から、中途半端なことを吹き込まれ、治療の妨げやトラブルの原因になっては困るという医療側の困惑がみえる。

「現場の医療者とは、実際にどんなやり取りがあったのですか？」と登録ボランティアが身を乗り出して聞いた。

「ボランティア活動を取り入れましょう、と医者に言ったら、『ボランティアは医療の面ではアドバイスしないと言っているんでしょ？　退院後の生活指導も大きな意味では医療の問題に入ってくる。患者さんには看護婦が付いている。それなら、患者さんにはいったい他に何が必要なのですか？　体験を伝えるといっても、人によって手の動かし方も違ってくるから、その患者にそのボランティアが絶対必要だというケースの方が、むしろ希になってしまうのではないですか？』という返答でした」と橋渡し役の医師が答えた。

「ボランティア活動は、医療側にも体験者をいれることによって、体験者の目の高さで患者の心を幅広くフォローしていけるメリットが絶対あるはずですよ。例えば術後の注意でも看護婦さんから『重い物は持たないでね、重労働はしないでね』と言われるけど、重いものの認識が乳がん術後すぐの人にとって、とりあえずは箸一膳、なのよね。それを持つことさえが重労働になる。些細なことでも、体験者が語らなければ分からない部分があるはずなのね」と今井さんが付け足した。

体験者が語らなければ分からない部分という点に同調したのか「そうなのよね」という声が出席者の中から上がり、実際にボランティアを受けたり、行ったりした時の話がしばらく続いた。

その要点を整理すると次のようになる。

術前に訪問を受けた体験のある人は「体験談を話してくれる目の前のボランティアが元気だったので、術後に対しての不安が薄らぎ気持ちが安定した」、「手術をしてからまだ間もないような人が訪問してくれたが、術後なのにとても元気で、それを見ているだけで安心感が持てた」、「乳がんは婦人科と思っているくらい無知だったから、すぐに死ぬのかという不安感でいっぱいだった。ボランティアから『今はいろいろな治療法があるから死にませんよ』と言われて、心がスカッとした」などと語り、心の安定に役立ったという話が圧倒的に多かった。また、がんを知りたくない（受け入れたくない）と、かたくなな気持で身構えていた体験を持つ人も、いざ訪問を受けてみると、ボランティアの柔らかい笑顔に接することで仲間意識が芽生えて孤独感が薄れていった、と言う。そして、術後に乳房に添えるようにと手渡された、ガーゼのかわいい袋を握りしめながら、ボランティアに抱きついて泣いてしまった、と言う。

がんを突然押し付けられて黒雲のような不安の中にいる患者にとって、訪問をしてくれるボランティアの元気な姿を見ることは、想像以上に強力な味方になるのだろう。ただの訪問者でない、体験者同志だからこそわかちあえるものがあるのだろう。不安を少しでも払いのける勇気と、立ち上がっていこうとする力を、この時にもらっていることが分かる。

女性にとって胸は、女性性として大切な部分だ。術後の胸がどのようになるかは大きな不安である。訪問を要請されて出向いた側の体験には、手術方法を同時再建（乳ガン手術と同時に、乳房再建手術〈背中もしくは腹部の筋肉と皮膚を移植〉を行なう）か非定型（乳房切除と腋《わき》の下のリンパ郭清を行ない大胸筋は残す。なお、定型は乳房とともに大胸筋・小胸筋を切除し、腋の下のリンパ節を取り除く郭清手術を行なうこと）にするかで迷い、術後の傷痕を見たいから、というものがあった。

「ボランティアに行って欲しいという要請を受けたとき、傷痕を見せて、と言われるかもしれないから前あきの服を着て、胸を出せる（笑）覚悟で行ったんです。いきなり出したのではないですけど（笑）、いろいろな会話をしてからソロソロと見せたんです。そしたら患者さんは『すごいショック』とおっしゃった。傷痕を見せる事で患者さんが決心して手術に臨まれることはよかったと思う」

「私も『あっ』と驚かれましたよ。手術を控えた人に傷痕はショックかもしれないけれど、見せて欲しいという人には見せている。自分から進んで見せたりはしないですよ、見せる方だって勇気がいるじゃない」

告知を受けたばかりで右往左往する人と、乳がんをしっかりと心の内に捉えて体験者としてボランティア派遣される人。立場こそ違うがそれぞれ双方にメリットがあると考えられる。ボランティアに出て行く人は、それによって、社会に役立つ場に自分を置き、がん体験を語ることで自分ががんと共生できていることを客観的につかみ、生きがいを持って、力強く生きていけるようになる。要請側の人は、術前や術後にベッドサイドに来てもらい、精神的自立の第一歩を支えてもらう。傷痕を見せてもらい術後の注意点や体験を聴くことで経過の予測ができて入院生活が安定する。ボランティアの元気な姿を見て安心感を得、がんに取り組んでいく気力を芽生えさせることも可能になる。

ボランティアの訪問を受けた人が、その後、入会してくる場合もあり、その内の数パーセントはボランティア活動に入っていくそうだ。

海外では患者による患者への訪問ボランティアは「リーチ・トゥー・リカバリー」と呼ばれてすでに五〇カ国にも広まっている。日本では「新樹の会」に続いて、同じく乳がん患者会「あけぼの会」が六年前より取り組んでいる。

ボランティア活動が新規の病院に思うように広がっていかない現実に、代表の今井さんは「講習を受け、経験を積んだといっても、がん体験があるだけの、素人に近い者が医療の現場に入っていくことに、医療側の厚い抵抗があるのは事実ですよ。現在ボランティアに入っている病院でも、初めは上からの圧力が非常に強かったです。けれど、些細な疑問でも遠慮なく聞くことが出来る体験者の訪問は、患者さんにとって心強いはず。今後医療の選択肢が患者に任されていく傾向を考えると、患者が医療に対してもっと自分の意見を言える土壌を整えていく必要があります。ボランティア活動は自分たちと患者さんにとどまらず、社会への啓蒙の一石であると捉えています。医療の現場を混乱させるようなことは絶対ないですよ。具体的な行動のほかに傾聴という役目もありますから。患者さんの気持ちを聞き取る。悶々としている部分を持っている患者さんにとっては必要。同じ体験をした全くの他人だから、心情を吐き出せる例は多いのですよ。がんばりましょう」と語った。メンバー達も「がんばらなくちゃね」と言った。

橋渡しをする医師と「新樹の会」の双方が意見交換を活発にして、今後も活動の必要性を病院にアピールし続けていこう、という意見で一致して懇談会は終了した。

要請者と派遣者は乳がん患者という共通体験でつながり、乳房をなくしたもの同士だからこそ分かり合えるものがある。大学の中で看護学をどんなに学んだとしても、病院という組織の中で長く現場の看護に携わったとしても、乳がん手術体験者の「箸一膳」の重さは、分からないのである。

「イデアフォー」

一九八九年設立。単部位（乳房）。会員数五四〇名。活動拠点：東京都

「インフォームド・コンセント」はアメリカで生まれた概念である。日本語では「説明と同意」と訳される。「説明」とは医師から患者に行なわれるもので、病名、病型、病期、病状、とりうる複数の治療法、それぞれの治療法のメリット、デメリット、副作用、治る可能性、入院期間等が正確に説明されることである。「同意」とは、この医師からの「説明」を受けて、患者の自己決定権に基き自分で納得のできる医療を決めることである。納得するためには、他の医師によるセカンドオピニオンも欠かせない。こうして患者が治療法を自分で決めていくことが病気に立ち向かっていく出発点になる。

「インフォームド・コンセント」は、今では当たり前のようにマスコミで使われているが、十一年も前に「インフォームド・コンセントの推進」を活動の柱に据えて会を立ちあげた患者たちがいる。

一九八九年春、乏しい医療情報の中で悪戦苦闘の末、やっと乳房温存療法にたどりつきそれを選択した患者たちがいた。当時すでに、この療法は世界的な標準治療法であったのに、日本での実施率はわずか三パーセントにすぎなかった。

乳がん手術には乳房を切除する非定型手術と乳房の形を残す温存療法とがある。いくつもの臨床試験の結果、乳房温存療法と乳房切除手術の生存率が変わらないことが、十五年以上も前に証明されている。慶応病院放射線科の近藤誠医師が、日本の温存療法のパイオニアである。

温存療法にたどり着いた患者たちの数人は、患者が十二分に情報を集め、自分自身で治療法を選ぶ事の重要性を痛

感した。彼女たちは行動を起こし、同年の秋「イデアフォー」を設立した。この命名には「理想的な医療の実現のために協力するという理念（イデア）」を持つ、「患者、家族、医療従事者、社会の四（フォー）者」と、「そのために」という「フォー」をかけている。以後、一貫して社会に強い影響を与える活動を続けてきた。患者が治療法を選択するには、まず我が身に起こった事実を正しく知ることに始まるから、患者側に立ったインフォームド・コンセントが絶対不可欠になる。会は活動の根本にインフォームド・コンセントの推進を置き、乳がん手術に、乳房切除の他に乳房温存療法も存在するという情報提供を進めてきた。

事務所は、「とげぬき地蔵」で有名な東京の巣鴨にある。JR巣鴨駅を下車して徒歩八分、白山通りと不忍通りが交わる交差点角のビルの三階だ。八畳ほどの部屋に簡単な台所があり、座卓が二つ並ぶ。コピー機やパソコンが備え付けられ、大きな本棚には分厚い議事録ファイルがびっしりと並び、活動の年月と活発さを思わせる。押し入れを改造した本棚にはイデアフォーの出版物がこれまたずらりと並び、壁にはマスコミに取り上げられた記事がピンでたくさん留めてある。

「イデアフォー」は会長を置かず一〇人程の世話人による合議制で運営されている。一人一人の世話人は責任を自覚し、能動的に活動している。毎月第二土曜日に開かれる「世話人会」は活発に意見を交換する「議論できる会」である。

私が取材に訪れた日は、一〇項目に及ぶ問題提起の一つ一つにすでに役割分担された世話人が説明をし、質疑応答が行なわれていた。無駄口もなく熱を帯びた緊迫感が漂い、どの世話人の顔も生き生きと輝いている。問題提起へのさまざまな取り組みの報告が次々と続いた。

「医薬品関係のシンポジウムでスピーチをしてきました。日本では、薬は古くなるほど価格が下がる仕組みになっているので、患者にとって必要な薬も、製造中止になったりするが、対策はあるのか、と聞いたところ、『どうしても必要な薬の場合は、薬価を上げてもらって製造を続けている』とのことでした。司会者から『イデアフォーの活動は過激』と言われましたが『時代の先端で活動している、と言っていただけたら』と答えておきました」と報告者の歯切れがいい。

「次にワークショップの件について」。司会が促すと、担当者がすぐ説明をする。説明が終わると他のメンバーから一斉に質問が飛ぶ。各人、納得が行くまで話し合いをする感じだ。ワークショップの参加資格について、『会員外でもいいのか』の質問に、壁一面の大きな本棚から分厚い議事録を出してきてきっちりと確認する。このようにすべての議事が正確に丁寧に検討されていく。互いに癒しあう患者会ではなく、がんへの闘いを、医療が抱えている理不尽さへの闘いに置き換えたかのような姿がみえる。

世話人会の合間にも電話が鳴りっ放しである。宅急便も届く。この日は、手術の状態に応じて左右がそれぞれ単一で着ることのできる、下着の見本が届けられた。

一つひとつ迅速に処理していく世話人の姿を目で追う私は、戦場の司令部に入り込んだかのような印象を持った。具体的な行動も迅速だ。九三年、会の編著として『乳がん・乳房温存療法の体験』を時事通信社から出版。一方、同年、乳がんに対するマスコミの間違った報道に警鐘を鳴らす意味で、フジテレビ放映番組「素晴らしきかな人生」の内容に対して「手術の選択肢として乳房切除しか知らせていない、傷痕が大袈裟すぎる、卵巣摘出治療法は現在行なわれていない」との三点を骨子とする抗議文を送っている。

九五年、病院と患者に乳がん治療に対するアンケートを実施し、その結果を全国二三九病院の乳がん治療状況一覧表にまとめて自費出版した。この中で、乳がんの治療方法が病院ごとにバラバラである現状を伝え、「患者自身が取り組んだ、医療情報公開」と高い評価を得た。また同年、厚生省健康政策局が出した「インフォームド・コンセントの在り方に関する検討会報告書」は、インフォームド・コンセントを患者の権利として捉えていない、法制化に否定的であり、委員の構成が偏っているなどの問題点を指摘して、厚生省に要望書を送付し、担当官と面談もしている。

九七年、厚生省医薬安全局に対し「新ＧＣＰ（医薬品の臨床試験の新しい実施基準）普及定着総合研究班」の公開性に関して質問状を送付。コクラン共同研究（世界中の臨床試験の結果を再調査し、製薬会社や研究者寄りでない公正な結果を出し、利用者の意思決定に役立てようというもの）日本支部に医療消費者団体として参加。その他に、医療支援もしている。

最近は、国立がんセンターが中心となって実施している乳がん術後補助化学療法のUFT／CMFの比較試験は非倫理的だとして、中止を求める要望書を提出し、これらの論旨をまとめた論文を英国の医学専門誌『ランセット』に投稿、掲載されている。日本の患者グループの論文が『ランセット』に掲載されたのはこれが初めてである。「患者が変われば医療も変わる」の信念で、患者の立場から見える医療の疑問点、問題点を社会に問うその行動力に、私は脱帽の感がある。

会は会員との繋がりに「イデアフォー通信」の発行、電話相談、セミナー、講演会等を行なっているが、その他に乳がん患者の相談と悩みを、顔を合わせて話し合うことのできる「おしゃべりサロン」も開いている。「おしゃべりサロン」は毎月第四土曜日にイデアフォー事務所で開催される。また、再発・転移した患者とその家族を対象に、三カ月ごとに「おしゃべりサロンスペシャル」が開かれている。

相談の様子を取材をさせてもらった。

プライバシーの問題があって詳しい内容は書けないが、乳がんの娘を持っている親が相談におとずれ、二人の世話人が本やデータを手許に、一所懸命応えていた。顔を上気させ、資料探しに立ったり座ったりしながら、不安を抱えた人のために生き生きと動くさまを見ていると、私の悪性リンパ腫まで、吹き飛ばしてもらえるようなエネルギーが伝わってきた。

がんはある日突然やってくる。驚愕と絶望で始まるがん。早急に決断していかなければならないことばかりだ。不安と重圧を抱えながら、決断していくための情報を収集しなければならない。焦ってもどうすればよいのか素人にはわからない。この日も「なるべくたくさんの情報を得たいから」とやってきた人がいた。その人に世話人が答える。

「迷わずに決めるとなると、医師の意見をセカンドと言わずサードまでとってもとり過ぎるということはないと思いますよ。最初は何も知らない患者かもしれないけれど、本やインターネット、患者会から十分に情報を集めたり、医師からのセカンドオピニオンを取ったりするうちに、この道を行けば大丈夫というものが見えてくるはず。自分の体に情報を入れて、自分なりに分析して前に進まなければ駄目よ。大事なのは患者が主体的に動くことよ」。言葉が力強い。

抗がん剤や医療裁判について話しに来た人もいた。世話人たちの口から過去の裁判事例がポンポンと出る。どのような質問にも逐一答えられる世話人たちの情報量の豊富さに舌を巻く。その陰にはあらゆる事に対処できるだけの日頃の勉強量と努力があるのだろう。「のんびりと、がん患者などやっていられない！」と言うイデアフォーの世話人たち。大事なことは患者が主体的に動くこと、と言い切り、それを実践しているのである。

「たんぽぽの会」

一九八九年設立。総合部位。会員数一二〇名。活動拠点：栃木県

「新樹の会」と「イデアフォー」は罹患部位が乳房に限定されているので、会員がかかえる問題や疑問点、会として向かう方向性など、まとまりやすい利点がある。総合部位の患者会はどうなのだろうか。

栃木県宇都宮市にある「たんぽぽの会」は、「栃木ホスピス運動を進める会」が行なった「ホスピス精神を考えるセミナー」の受講者の中から、がん体験者やその家族が呼び掛け人となって発足した。翌年七月には小山市民病院を中心に小山支部が誕生している。

会の名称は星野富広詩集の一節「人間だってどうしても必要なものはただひとつ　私も余分なものを捨てれば空を飛べるような気がしたよ」に、会のありようを重ね、悩みやこだわりをふっきったらこんな心境になれるのではない

かということから、詩の題名「たんぽぽ」をそのままもらったそうだ。

取材に先立って送ってもらった会報集には、ホスピスセミナーを母体に設立された会だけあって、死に関する話題が、生きていく話題と同格に扱われているのが特に目を引く。教会の牧師さんによる「命誰のもの」、「運命と摂理」、救世軍清瀬病院より「希望と愛の医療ホスピス」、「僕の夢ホスピス村建設」、真宗大谷派法康寺住職のお話「生死一如」等の見出しが並ぶ。さらに毎号の締めくくりには、死に対峙する表現を書物から抜粋して載せている。特にがん患者だからというのではなく、誰にでも必ずやってくる死をごく当たり前の出来事として受け入れて、勉強を怠らないようにという、会の姿勢が現われているものだ。

「がんは病状や死への不安、肉体的苦痛、精神的苦悩はもちろんのこと、看護の在り方、医療不信、家族の苦悩、遺族の悲しみ等、さまざまな問題を呼び込みます。『たんぽぽの会』は、これらの問題を互いに話し合い、学び合い、支え合うことを目的として、医師や専門家の話も聞きアドバイスも受けます。誰もが迎える病や死をどう受け止めたらよいのか、あるいはどう乗り越えたらいいのかを考える会です」と代表の床井和正さん（直腸がんの妻と共に設立時から入会。一九九四年から第三代目の代表を務める）は言う。

二〇〇〇年二月、私は「たんぽぽの会」の定例会を訪ねた。

JR宇都宮駅は東北本線と東北新幹線の停車駅。乗降者が多く非常に混雑していたが、改札口で待ち合わせた世話人の加藤玲子さんとは旧知の仲なので、親しみやすい笑顔がすぐに分かった。互いのがんに変化のないことを喜びあいながら、駅から車で十分ほどの宇都宮総合コミュニティーセンターに向かった。

定例会は通常、前半一時間は基調講演に充て、後半は定例会参加者の近況報告の話し合いになる。基調講演についての年間予定は特に組んでいないが、会員が抱えている現実をカバーできるように、医療者の話や、ホスピス、緩和ケア、宗教、死について、など多岐に渡るよう考慮しているそうだ。また会員が亡くなれば「偲ぶ会」にもなり、お花見の季節は外に出たり、新年には手料理を持ち寄った宴会にもなる、と加藤さんは車中で話してくれた。

この日の定例会参加者は、女性一九名、男性一名で合計二〇名だった。基調講演は、今秋に栃木県立がんセンター内にオープンする予定の「緩和ケア病棟」について。話す人は藤村婦長さん。藤村さんは、国立がんセンター勤務当時からターミナルケア（終末医療）に関心を持ち、群馬県で緩和ケア病棟の設立・運営にたずさわった豊富な経験を持ち、国立水戸病院を経て、栃木県立がんセンターに緩和病棟開設のために配属されてきた人だ。講演は緩和ケアの概要で始まり、痛みのコントロールや、入院する場合の諸費用についての具体的な説明があった。熱心にメモを取る参加者もいた。

休憩になった。農業に携わる方が来ていらっしゃるようで、真っ赤なトマトや、自家製のおしんこなどが、お茶と一緒に回ってきてしばしの談笑になった。「お元気そうですががんなんですか?」。語尾が多少尻上がりになる栃木弁で初老の女性から話し掛けられた。「そうなんですよ。私は悪性リンパ腫なんです。あなたはどこのがんですか?」とゆっくり言うと、「胃なんですけどね。ここくると、皆ががんだから気が楽で。今日の婦長さんの話はよく分かんないです。耳が半分くらいしか聞こえなくてね。でもがんであっちこっち痛くなったら入れるところを造ってんでしょ。有り難いですね。でもお金たくさんかかるでしょっ。痛みは取ってもらいたいけどね」。耳が遠いとのことで私もゆっくりと話し掛けながら一緒にたくあんをかじり、お茶を飲ませてもらった。休憩時間は、会の名称である「たんぽぽ」の綿毛のようなふんわりとした雰囲気が全体に漂い、時間の流れが目で見えるようで、私もずっと昔から「たんぽぽの会」の会員であったかのような気持ちになれた。

後半は加藤さんの司会で始まった。その穏やかな語り口は、例会を訪ねてくる人に、まず大きな安心感を与えているようだ。

加藤さんは胃がんと乳がんの重複がんを経験している。発病時の心境を会報に次のように書いている。

「術後の意識朦朧の中で、このまま死ぬのかなと思った。以来、ホスピスに関心を持つようになった。福岡県亀山栄光病院の『いのちよ永遠に』というビデオを見た時、その中で、病気をあるがままに理解して受け入れ、信仰のことや、生きること死ぬこと、死んだ後のことなどを語り合う患者さん、お医者さん、牧師さんのお顔に神様を信じているものの喜びがあふれていることに驚いた。患者さんがお医者さんと一緒に讃美歌を歌っていることに深い感動を覚えた（要約）」。以後、深い精神世界の中で、生きることと死ぬことを同列で捉えてきた加藤さんだ。

ロの字型に並んだテーブルの正面に加藤さんと藤村婦長さん。花柄の急須が会員の間を回っていく。前半は緩和ケアの話だったが、すぐに緩和ケア病棟に入らなければならないような症状の人も見当たらないようで、女性会員の華やかな色合いの服が多く並んでいるせいか、室内も明るかった。

「それではいつも通り順番に自己紹介をしていってください。その他にどんなお話でもいいですよ」。加藤さんは、どうぞ、という風に、左側の列の方を向いた。

初めの人は遺族の立場を名乗り、「治療も受けさせられないで弟を亡くしました。職場でもいやな事がありましたが、会の友達に電話して心のケアをしてもらいました。会の友達がいて助かりました。今日は元気に出てきました」と前を向いて大きな声で言った。

次に、隣の人（Kさん）が小さな声で自分自身に語るように話し出した。結果的に、今日の定例会はこの方の話が中心となっていき、患者会としての、支え合い、癒し合い、助け合い、の実際を私は目の当たりにみせていただくことになった。

Kさんは五十代の女性。肺がんⅢ期のB（原発巣のがんが、直接胸壁に広がったり、胸水があったりする。他の臓器に転移がない）、胸水がたまり、人造胸膜エラティクス（胸膜：肺を覆っている薄い漿膜《しょうまく》。臓側胸膜と壁側胸膜があり、これら二枚の間に少量の漿水〈胸水〉が入っていて、胸膜同士のまさつを少なくする働きをしている）に替える十五時間にも及ぶ手術をした。退院後、この異物が鉛のように重く感じられ身の置き所のない重さと辛さにさいなまれている、と訴える。独身。マンションを購入して自立の第一歩を踏み出したばかりの時にがんを宣告された。マンションのローンをそっくり残したまま、リハビリもあるので姉の家に身を寄せている。手術をして一年半経つが、なぜ自分ががんになってしまったのかという悶々とした気持ちから、抜けきれずにいるとも訴えた。

「手術のあとに入れたものが重いです。手術の前に医者から『一生重いですよ』と言われたことがこういうことか、と。重くて立っていられない。歩けない。家事も洗濯もできない。社会復帰も無理。なぜがんになってしまったのだろうかと、いつもそこに行き着きます。医者は『肺ガン三期のBで、命があるだけで不思議だ』と言います。でも、再発してもいいから歩きたい。せっかく生きたのに。生きていてよかった実感よりも、重くて歩けない辛さの方が強くて、落ち込むばかりです。私は一日家にいる。家族の人は働いている。一日働いて帰ってきた人に病気の話はできないです。行き場がない。努力が足りないと自分を責める。何であんな手術をしたんだろうって、後悔と悲壮感でいっぱいの毎日……」

涙声になってしまったKさんの一言ずつ絞るように出される言葉に、しーんとして耳を傾ける定例会の参加者たち。うつむいてしまったKさんを加藤さんは優しい目で追いながら、「今日の参加者の中からまたよい話が聞けると思いますよ。Kさんのお話にはいつでも戻ることにして、次の方どうぞ」と言った。

加藤さんが特に言葉に出して頼んだわけではないのに、あとに続いた会員の自己紹介はKさんの話を受けて続けられた。

Aさん（三十代、子宮がん三年目）は「入院中よりも退院してからの精神的ダメージが大きく、そこから立ち上がるのが辛かったです。でも周りの人々の繋がりに助けられました。自分では『幸せ探し』という日記を付けています。がんに対する恐怖が芽生えても、これを書くことによって小さな喜びが湧き上がり、いやなことが自分の後方に下がっていく感じがします。がんでも今は幸せに思えます」と言った。

加藤さんが「そうですね。自分から幸せを探して、今日も一日お利口だったと自分で自分を誉めるのも手かもしれませんね」とつないだ。

Bさん（六十代、女性）は眼鏡を時々手で触りながら、「脳腫瘍で四年目になります。手術は一八時間に及び肺梗塞も起こして生死の間をさまよいました。耳も聞こえないし目もずれてしまっています。初めは斜めにしか歩けなかったんです。この会に連れてきてくれたSさんがいつも手を引っ張ってくれました。人に見られるといやなので外出したくなかったけど、外出しないと近所の人から、死んだのか……と言われるんですね。それもいやなので、勇気を持って外に出ました。失ったものは戻ってこない。こういう会に来て慰められたり勉強したりして前向きに生きていきたいと思っています」と言った。

Kさんが再び声を振り絞ってこう発言した。「私は、歩けないところから意識が一歩も前に出ないです。心も病気だと思います。私のがんは治らないので人に言えない。違う病気だったら友達にも言えると思います。がんだから言えない。歩けないから外にも出られません」。手にはハンカチを握りしめている。

加藤さんがつなぐ。「がんほど予測できないものはないですよ。どう見ても、あと数カ月という人が生きている例はたくさんあります。好転する可能性を秘めているのががんです。Kさんも急に発想の転換をするのは無理かもしれないけれど」と言うと、他の会員が立て続けにKさんを励ますかのように話し出した。

Cさん（六十代女性）の話。「乳がんで十二年です。喉に再発の疑いがあって穴を開けたことがあります。喋れない話せないで悶々としていたら、友達が藤の花を見に行こうよと山に誘ってくれました。山を見ていたら気持ちが雄大になりました。友達は大事。昨年は腎臓がんと肺ガンを疑われて、幸い何でもなかったんですけど、年中再発の網に引っ掛かってますよ。そのたびにに死を考えます。誰も一緒に死んでくれないから自分で考える。死を自覚するのに、がんはよい病気だと思います。私はだらしないから私物がひっちゃかめちゃかになっているから、再発転移で『危ない』と言われたら奇麗に身辺整理するつもり」。

Dさん（四十代女性）はこう語る。「乳がんで右乳房をとっています。生活には半年経った今やっと慣れました。今、私の隣の人が死について言いましたが、がんになってから死は怖いものではなくなりました。死の世界は、死んでいった身内の人に会える所という意識でいます。私の入院中に子宮がんで放射線をかけている人がいて、その人に『切らなくていいですね』と言ったら『とんでもない、切れる人の方がうんと幸せ。私は切って欲しかった』という返事でした。人それぞれのがんと言ってしまえばそれまでですが、Kさんは主治医も驚くくらいの命をもらっているのだから、再生のスタートラインに立っているのだと思って頑張って欲しいです」。

Eさん（五十代女性）もKさんをこう励ます。「Kさんの気持ちはよく分かります。私もがん病棟から退院した後の方が、なぜ自分ががんになったんだろうと苦しみましたから。これはあまり言わなかったことですが、Kさんのために言います。私はがんになる前に二十二歳の息子を亡くしました。息子を亡くして身近の些細なことがいかに大事で有り難いのかが分かりました。息子を亡くしたことは辛いです（涙声で中断……）。でも、何が不幸で何が幸せかは心の捉え方次第です。痛みすら生きていることの実感になります。今日を一所懸命生きること。病気になるのも人間の証と思うくらい大きく捉えることです。Kさんも小さな喜びを見つけてそれに自分を託していったらどうかと思います」。

ここでまた、加藤さんが話を引きとった。「Eさん、辛いお話をしてくださってありがとうございます。Kさんは今、丁度トンネルの中にいらっしゃるのではないかと思います。辛いときは辛いと言った方がいいかもしれないけれど、人の持っている底力は強いものがあります。人は負けないです。春になってもう少し暖かくなったら誰かに外に連れ出してもらって、ね。此処にだって来られたんだから」加藤さんがKさんに向かって言った。

「やっとです。やっと来ました。でも自分の一生はがんになって終わったと思っている」。肩で息をするようにKさんが言った。「春になったら私が外に連れて行きます」。Kさんの隣の人が言った。遠くの席からも「来月の定例会にまた出てきてね」とKさんに声を掛ける人がいた。

立ち上がりたいのに、現実の壁が厚すぎて立ち上がれないKさんを、なんとか励まそうとした「たんぽぽの会」の会員たち。勇気を持って、生きる方向を探った体験を語ったAさんとEさん。一所懸命生きるけれども、死は恐れるものではないと断言したCさんとDさん。子どもを亡くしたBさんは、人と比較しても仕方がないし失ったものは戻ってこないから前向きに生きる、と言った。がんからの立ち上がり方はそれぞれ違うが、共通するのは、身に起こった現実をありのままに受け入れたからこそ、がんになる前とは違った自分を発見できたことにあると思われる。

定例会が終わり、ソロソロと頼りない足取りで帰っていくKさんを会員が付き添った。総合センターの前の駐車場には姪御さんが車で迎えに来ていた。Kさんを受け入れる器はしっかりとあるようだ。車に乗って遠ざかるKさんの後ろ姿を見送りながら「がんは予測できない病。症状が好転する可能性だって秘めている」という加藤さんの言葉を反芻した。

患者会は、代表、会長、主宰者、世話人などと呼ばれるリーダーを置いて、会則を作り、会費を集めて年間計画を立てて活動しているところがほとんどだ。が、それとは違う、少しばかりユニークな運営をしている会があるので紹介したい。

「フェニックスクラブ」

一九九四年設立。単部位（血液）。会員数四五〇名。活動拠点：全国

「フェニックスクラブ」は白血病や悪性リンパ腫などの血液疾患の患者会である。骨髄バンク設立の運動に取り組んでいた患者や元患者の呼び掛けで一九九四年四月に設立された。事務局は現在、山口県にある。

「病気とたたかいながら、明るく楽しく前向きに生きていく」という目標確認だけで、会則もない役員も置かない会である。入会資格は正会員が、現在闘病中の血液疾患の患者と骨髄移植を受けた患者。準会員は、その家族および運営をサポートしてくれるボランティアでいずれも会費は年額二千円である。

代表を置かない会の要は事務局にある。発足後一年間は神奈川県のCML（慢性骨髄性白血病）のKさんが事務局で

あったが急性転化（急激に病気が進行すること）で亡くなられたため、現在は山口県の野村英昭さんが事務局を引き継いでいる。野村さんもＣＭＬ七年目の患者だ。仕事が忙しかったり体調不良だったりすると事務局の用事が滞るが、その時は奥様や友人に手伝って助けてもらう場合もあるそうだ。会員の声や情報は主に「フェニックスクラブ通信」で仲介するので、事務局はその会報の編集と発送、会計などを行なっている。会報とは別にインターネット上に開設されている掲示板にも、会員それぞれが書き込みをして情報交換をしている。会として定例会は持たない。

定例会を持たない代わりに各地で交流会をする。ただし役員や世話人がいるわけではないから、会員である患者自身が主役になり、交流会をやりたい場合は、やりたい人が企画して「通信」で呼び掛け、当日は企画した人が世話人として動く。発足以来、東京・大阪・名古屋・京都・甲府・茨城・札幌・山口などで年四回程度の交流会が開かれてきた。交流や通信から出される情報をどう受け止めるかも会員個人の責任となるそうである。

「ＴＥＤＤＹＢＥＡＲＭＬ」（テディベア・メーリングリスト）

一九九八年設立。単部位（乳房）。会員数三〇〇名。活動拠点：パソコン上

パソコンが個人レベルで普及してきた。国立、県立がんセンターはホームページを開設してがんの説明を行ない、その治療方法や副作用など鮮度のよい情報を載せている。患者側でも、知りたい情報のキーワードを打ち込めばパソコンが検索をしてくれるから、がんに関する情報を取り込めるようになった。携帯電話にもその機能がつきはじめたし、ノートパソコンを病室に持ち込んでもいい病院もあるから、入院中でもベッドに居ながらにして情報収集ができるようになった。

自分の居住地域に患者会がないから出向けない場合や、あるいは患者会に出向くような体力や気力がない場合、また、人がたくさん集まる会は苦手と思う人でも、パソコンのＥメールを利用すれば、自分と同じような患者と話し合

うことができる。

インターネット上だけに存在する「TEDDYBEARML」（テディベアメーリングリスト）という、乳がんの患者たちの集まりがある。

これまでに訪問してきた患者会とはイメージが異なるが、患者もしくは関係者がインターネット上に寄り集まって悩みや心情を吐露し、協調、共鳴しあうことで精神的安定をはかっているとすれば、今後の新しい患者会の一つの形と言えるだろう。

「TEDDYBEARML」の設立は一九九八年三月。初代管理人（代表の意）はハンドルネーム（ネットワーク上でのニックネーム）「ひだまりさん」（二十九歳）であるが設立の二年後に他界された。現在はHさんが管理人代行と名乗って代表の役を担っている。この会の会員は二十代から四十代と若い層が多い。既存の乳がん患者会はどちらかというと年配の婦人が多いので。若くして患者になった彼女たちがかかえている結婚や出産の問題を受け止めてもらいづらかったようだ。同年代ならではの悩みをぶつけあう場所が必要と、作られた。

会費、会則、会報、定例会などはない。

参加資格は自分のメールアドレスを持っている乳がん患者本人と医療関係者。医療関係者は原則として乳がん患者に直接関わって治療、看護をしている人、乳がんに関する研究をしている人、かつてしていた人、などの条件がつく。乳がん患者に関わらない分野の人は遠慮して欲しい旨も明示されている。

参加希望の患者は簡単な症状を、医療関係者は専門分野を、管理人代行のメールに送信する。本名でもハンドルネームでもかまわないが、フリーメールアドレス（無料の）では会員のプライバシーを守れないのでセキュリティ対策上登録できないことになっている。登録が完了して自分の思いを綴ってEメールで送信すると、メンバー全員に配信されて返事が書き込まれる。インターネットをつなげば夜中でも仲間と出会える。悩みに対してはすぐの反応があり労《いたわ》りや激励もあるという。患者は孤立しない。

私は乳がん患者でも医療関係者でもないからメーリングリストへの参加資格がない。インターネット上で繰り広げられている場に進入していけない。具体的な取材ができない。ちょっと残念である。

患者会にもいろいろな特色があり、それぞれの運営方法や方向性があるものだ。立ち上げたばかりの患者会に出会う機会に恵まれたので出向いてみた。

「子宮・卵巣がんサポートグループ　あいあい」

二〇〇〇年五月設立、単部位（婦人科・女性科系）、登録人数約一二〇〇名。活動拠点：東京都

二〇〇〇年五月十日、朝日新聞朝刊に「子宮・卵巣がん手術後の生き方を語る、患者ら支援グループ旗揚げ」と題された囲み記事が出た。続いて五月十四日の産経新聞では「体験を分かち合い不安和らげたい、苦しむ患者同士、心と身体のケア」の見出しで、また五月十六日には毎日新聞に「子宮がん一人で悩むのはやめよう。患者自身による支援グループ」と題して紹介が相次いだ。

関東近県に子宮がん・卵巣がんを主な対象とする患者会はほとんどなかったので発足の日には私も新聞の切り抜きを持って関東中央病院（渋谷から田園都市線で用賀駅下車、バスに乗り換え五分）に行った。病院の正面玄関から手づくり案内ポスターに導かれて歩いていくと、いつのまにか女性たちの流れができた。会場の席はほとんど埋め尽くされ、さらに係の人たちが椅子をどんどん運び入れて対応に追われていた。前日、事務局に電話を入れた時「反響が予想以上に多いので、用意した会場に入りきらないかもしれません。椅子もご用意できない場合もありますので床のじゅうたんに直接座る覚悟で敷物を持参してください」と言われたが、やはりそのとおりになったらしい。

二五〇名近い参加者の熱気は、会の設立が待たれていたことを如実に物語っている。女性生殖器のがんに関して学

習できる場や、同じ体験をした女性たちと出会える場がこれまでほとんどなかったからだろう。

発足にあたって主宰のまつばらさんが挨拶した。

「昨年の十二月に大量の性器出血が止まらなくなり、婦人科を受診して、子宮体がんであることがわかり、今年二月に子宮と両卵巣、近接リンパ節を摘出しました。婦人科がんについてもっと詳しく知りたいと一般書を探したのですが、とても少なく、こんなに情報が乏しい分野があるのかと驚きました。それに、関連のサポートグループを探して、がん全般を対象とした患者会にも参加したのですが、女性生殖器のがんの話はしづらかったです。それで、婦人科がんを対象としたグループが必要だと痛感しました。入院中に読んだ本の中にグループワークによる支持的サポート療法を受けた進行乳がんの患者さんは、延命期間が二倍に延びたという研究報告が紹介されていました。自分も補助療法として、それを受けたい、やっているところがなかったら、自主版のサポート療法を実践したいというのも、グループを立ち上げた動機の一つです。入院中は、同じ婦人科がんの患者さんたちと交流して、婦人科がんのグループが欲しいね、欲しいねと話し合っていました。主治医の今西由紀夫先生に、サポートグループを立ち上げたいと相談しましたら、協力をしてくださることになりました。今日は本当に盛会となりました。第一回講演会を『婦人科がんの診断と治療』というテーマで行ないます」

術後三カ月のきゃしゃな身体で、細い声ながらはっきりとした物言いに、会を立ち上げる強い意志が感じられた。その後、関東中央病院産婦人科、今西由紀夫部長による発足記念講演が行なわれた。婦人科がん全般に渡る講演はスライドも組み込まれていて分かりやすかった。熱心にメモを取る参加者もいた。受付時に配られた質問用紙が回収され壇上に高く積み上げられた。今西医師は休憩時間もとらず汗を拭き拭き、一枚一枚ていねいに回答された。参加者は途中退席する人もなく最後まで熱気は続いた。

患者会を立ち上げた経緯を詳しく知りたくて、後日取材を申し込み、駅前の喫茶店でお話を伺った。

主宰者のまつばらけいさんは三十九歳。細身で少年っぽい外見の持ち主だ。フリーライターを職業としている。がんになる以前、食物アレルギーの患者会や、性同一性障害のサポートグループなどの運営に携わってきた。医療やセクシュアリティ（性）に関する市民活動の体験を持っている。それを通して、当事者にとって最も必要な役立つ情報は、サポートグループに集まってくることや、同じような体験を持つ人が共感を持って傾聴することで癒される効果などを経験している。

まつばらさんの子宮体がんは病理診断上リンパ管浸潤（Ｉｂ期）していたが、化学療法や放射線療法など補助療法は行なわれなかった。前出の支持的サポート療法のことは、入院中に読んだ『がん――その先を生きる』（Ｄ・スピーゲル著、サンマーク出版、一九九七年）の中で知った。入院生活は、看護婦さんから「主治医の先生にお願いして、カルテに『徘徊』と書いてもらいますよ」と冗談で言われるくらい、同時期に入院していた婦人科がんの患者さんたちの部屋を訪問しあい、交流を深めた。すぐ身近に同じような体験をし、話せばわかる仲間がいることは心強い思いだったという。その時のネットワークがスタート時点での基盤になっている。そして退院後の気付きがグループ発足の背中を押した。「入院中はお医者さんや看護婦さんが過保護なほどケアしてくれていたし、同病の仲間もいた。でも一人暮らしの自宅に戻るとサポートはない。周囲にがん患者は自分だけで孤立を感じました」と言う。

まつばらさんは、さらにこうも言う。

「定期検診は内診や血液検査が中心で、車検に入った車みたいな気がすることもありました。お医者さんたちに『退院後、どういう生活をしたらいいですか』とお聞きした時『普通の生活』という返事でした。私にとって元の普通の生活とは、過労でストレスが多い生活。そんな生活に戻ったらまたがんになっちゃうと思いました。それに術後のポンコツになった身体では元どおりの生活をしようとしてもできない。退院してからどんな生活を送ったらいいのか暗中模索でした。

以前は締め切りが迫ると我慢して、疲れても、休まない。眠くなっても、寝ない。お腹が空いていても、食事はそそことといった生活になっていました。だから、これからは『身体と心の声の良きリスナーになろう』という目標を立てたんです。でも、手術の影響で身体そのものが弱っている上に、卵巣欠落による更年期障害や排便・排尿障害といった後遺症がでたり、再発に対する不安もある。それらが混じりあって、ノイズが多くて、なかなか聞き分けられませんでした。後になって、退院後の生活をどう送ったらいいのかについての専門家は医療関係者ではなく、先輩の患者さんたちだと気づいたんです。患者は体験的知識の専門家だと」

心身ともに辛い状態の中、サポートグループを探し続けた。婦人科がんの治療で知られているいくつかの大病院にも問い合わせている。子宮筋腫や子宮内膜症など、婦人科系の良性疾患や、がん全般、乳がん、胃がんなどのグループはあったが、肝心の婦人科がんのグループはなかなか見つからなかった。

結局、三つあることはわかったが、宮崎と遠方だったり、主催者の高齢化や病状悪化で休眠していた。がん全般のグループに入会して婦人科がんの患者さんを紹介してもらって電話をかけてみた。同じような体験をした先輩が真剣に耳を傾けてくれた。その時の気持ちをまつばらさんは「受容してくれてすごく癒された感じだった。病院の看護婦さんや一般の人とがんの話をした時と全然違った」と語る。自分ががん患者の立場になって話を聞いてもらえた体験は、まつばらさんがそれまで持っていた「サポートグループで最も重要なことは役立つ情報や正しい知識」という認識を変えた。「癒しや共感も同じように大事なんだ」と思うようになった。

どんながんでも受け入れてくれる総合部位の患者会に参加してみたが、男性参加者もたくさんいるところで女性生殖器に関わる話はしづらかった。

結局、探してもまつばらさんが欲しいと思う会は、なかったと言える。学習と癒しの両方を重視する、子宮がん・卵巣がんのサポートグループの発足を呼び掛けようと思った。

市民活動に関わっていた長年の経験があったこともあり、思い立ったら行動は早かった。三月中旬に退院して四月に準備会を持ち五月にはスタートした。まつばらさんは雑誌や新聞に記事も書くからメディア関係の友人知人も多かった。これらの人々は、まつばらさんが子宮がんにかかったと知ったときはショックを受け、女性たちの中には婦人科検診を受ける人たちも現われた。それに、これまでの活動の経緯から「今度は婦人科がんのサポートグループを立ち上げるんでしょ。立ち上げたら記事にするからね」と言ってくれた。もちろん単なる友情以上に、これまでなかった「子宮・卵巣がんの患者会立ち上げ」がニュース性として重要であったろう。新聞が相次いで取り上げたことは、がんの部位が女性生殖器であるが故に、病名さえも口にできなかった女性たちにもグループの存在を大きく知らしめてくれる結果になったのである。

女性生殖器のがんには、術後の排尿・排便障害や卵巣欠落、リンパ浮腫、女性性の喪失感、子供を産めないことをどう受け止めるかなど共通の問題がある。手術後や放射線の膣内照射後の性生活の問題もある。

サポートグループの活動が始まって見えてきた事もあるという。

「『卵巣欠落による更年期障害』の講演会を開く時、関連論文集を作成しました。一般書には、性に関して『手術後も、影響はまったくありません』とか『膣が多少短くなりますが、性交しているうちに伸びるので問題はありません』ぐらいの記述しか見つけられませんでした。論文でも性交痛のことだけ、取り上げられていたりする。でも、実際に会にかかってくる電話では、メンタル面やパートナーとの関係性も含めて、性のことで悩んでいる当事者の人は多い。婦人科がん専門のグループを作ろうとした動機には『婦人科がんとセクシュアリティ（性）』について、取り上げていきたいという思いもあったんです。

まだ、このことについては語られていないことが多くて、実情も良く分かっていないんです。膣の萎縮や性交痛で苦しんでいて、潤滑ゼリーの存在を知っただけで、とても救われる人もいる。このように、必要な情報が、必要な人に届いていない側面もあるし。治療で心身が弱っていて、とてもセックスする余裕が出てこないという方もいる。語ることで勇気づけられる面もあるし、ネットワークによって掘り起こされる事実や悩みを解消する手だてが見出せることもあると思います」

性のことも含めて、悩みをフランクに語り合える機会があることは、患者にとっても大きな存在になるのだ。こうして催しは基本的に「婦人科がんを中心に、がんに関する学習」と「わかちあいのミーティング」を毎月交互に開いている。

「会を立ち上げて三カ月ですね。今、思うところはありますか？」と伺ってみた。

「新聞に載った時は、電話が一日に一五〇本も入ることもあります。きちんと対応していくのはかなり大変です。でも、同じ体験者の方々の悩みをうかがっていて私自身も救われることもあるんです。私が気にしている術後のリンパ節の腫れも、電話をかけてきた方たちがやはり心配そうに腫れていると訴えられると、ああ皆同じように腫れるんだ……と思ったり。私だけじゃなかったと、どこかほっと安心している自分がいたりします。

私は退院後、ひとりで心細くて、毎日どう過ごしていいのかわからなくて当惑したとき『社会的なサポートが欠落していて、けしからん』と怒ったり、批判するより、まず、自分でできることを、ほんの少しでも一歩一歩やってみようと思ったんです。その方が消耗も少ないし。これまでの活動経験から『ニーズのあるところにサービスは生まれる』ということを体験的に知っていましたから。必要なサービスがないとしたら、それを必要としている側にも、アピールが足りないとか、サービスを生みだすはたらきかけが足りないとか、多少責任があるかなとも、ちょっと思います。

サポートは専門的な方々が中心になって提供する場合も、また、私たちのように当事者が中心になって、セルフ・ヘルプと専門職の方々の支援が組み合わさった複合的な形もあります。私は当事者中心で、ともに支えあっていくやり方には、『専門職が支援する人、患者が支援される人』というグループにはない良さが、いろいろあると思います。自分自身の実感として、パワーがぐんぐん引き出されるし、自律性も高まった気がするんです。サポートグループ活動が、言ってみれば、私の『生きがい療法』かな」

と、まつばらさんは、にっこり微笑む。

「今後、『こんなグループが欲しい』『自分の地元にも欲しい』とニーズを感じた人が、この指止まれと手を上げて、協力者の人たちを巻きみながら、各地にグループの動きが広がったらいいな、と願っています。必要であれば、微力ながら応援させていただけることもあるかもしれません。

支部を作る予定はないです。サポートグループも、これからは多様性の時代に入っていきます。グループ同士、それぞれの個性を尊重しながら、必要に応じて連携していく、ゆるやかなネットワークが組めたらいいなと思います。私自身、ほかにも、がん全般の患者会や、乳がんを中心にした医療市民団体など、いくつかのグループの会員になっています。先輩グループの方々から学びたいし、共鳴できるグループと情報交換やつながりを積極的に持っていきたい。

それと、お誘いいただいて『医療市民団体連絡会』というネットワークにも参加しています。これは良性、悪性に限らず、患者会に限らずで、医療相談や、医療過誤など患者の権利に関わる市民活動をしているグループのメンバーの人たちが集まっています。運営に関する悩みや、医療の問題点なども、話し合える貴重な機会になっています。私自身が、活動を通して表現を豊かにし、成長させられていると思うのです」

現在、「子宮・卵巣がんサポートグループ　あいあい」は一一人の運営メンバーが企画・運営にたずさわっている。二〇〇〇年十一月には、リンパ浮腫の講演会への反響の大きさから、姉妹グループ「リンパ浮腫にとりくむ会　りんりん」も発足した。

患者会とどう付き合えばいいか？

患者会への取材は私の居住地の関係で主に関東近県でまとめさせていただいた。全国分布の一割にしか過ぎないこの取材報告は、まったく小さな切り取りだが、それでもさまざまな人が患者会と関わっている姿が浮かび上がっている。取材中に見た会員の涙や不安げな話し方、うつむき加減の姿勢からは、がんを宣告されたばかりで、どうしようもない孤独のただ中にあることが分かる。患者会にでてくるだけでもどれ位の勇気がいったことか、そっと寄りそいたい気持ちになる。栃木県の患者会「たんぽぽ」のKさんをめぐる励ましのやり取りをみていると、「A会」で私自身が優しくしてもらったことや、会員同士で心を開いて癒しあった体験が蘇ってくる。

笑顔いっぱいで取材に応じてくださった会員にもたくさん出会った。それらの方々は患者会の中ではムードメーカー的役割を果たしていた。がんから年月が経ち、共生にも自信が出てきた頃だろうと推察される。入会したばかりの人に接する温度もちょうどいい。がんを受容するプロセスの、どのあたりの段階にその人が立っているかの判断が上手であり、かって自分が「支援を受けた」体験を経てきた者でなければ出せない味で、新しく入った会員をフォローしている。会の中で明るく笑う人がいれば、うつむいている人も誘われて少しは笑う。こわばった笑いではあるが、いつか本当に笑える日が来るという見本が会の中にあれば、患者会に来た甲斐があると思える。

患者会では、目の前に突然立ちふさがった困難（がん宣告）について、参加者が泣いたり怒ったり理不尽さを訴えたりしても、「そんな話はされても困る」「そんな事は聞きたくない」とは誰も言わない。それどころか「うなずいて」「同調」して「分かち合って」くれるのである。一般社会では「うなずいて」もらえる環境を持っている人はいるだろうが、「同調」「わかちあい」までとなるとなかなかむずかしい。この分かち合いはとても大切な事で患者会の持つ大きな意義である。分かち合えた安心感の中で、繰り返しがんへの思いを語っていくと、がんにとらわれている心がまず解き放され、がんになったならないにかかわらず、人としてどう生きたらいいのか考えられるようになる。がんになったメリットまで語れるようになる場合もある。

患者会を個別にみれば会独自の方向性（特徴）がある。全般に見て設立の動機がそのまま方向性になっていることが多い。例えば東京都文京区の「イデアフォー」は乳房温存療法を探していた人々が集まって立ち上げられた会であるから、温存療法の推進を柱に、抗がん剤の臨床試験などを含む医療情報の公開に力を注ぎ続けている団体である。各人が集めてくる情報や積み上げていく勉強量は膨大なものである。同じく東京都新宿区の「新樹の会」は同じ乳房の患者会であるが、患者同士の接点を重要に考えて病室訪問の充実に会の方向性を持っている。栃木県の「たんぽぽ」は「ホスピス精神を考えるセミナー」を受講した中の一部の人が呼び掛け人となって設立されているから、会の年間計画にホスピス情報、死生感の話が盛り込まれ、病でなくとも死は避けて通れない問題として正面から、しかしさりげなく取り組まれている。匿名性を帯びる事によって、がんをより語りやすい場としている患者会も、コンピュータ上にある。

いろいろある患者会の中で、どのような患者会を選べばよいかは、がんを発症した自分がどの部分で支援を必要としているかによる。時間的余裕がなく、治療法を早急に探したい場合はとりあえず患者会に電話をして質問を直接してみるのがいいだろう。その対応などをみて自分とその会が合うかどうかの判断ができる。患者会の設立経緯を調べてみるのもいい。活動の趣旨と結びつく場合が多いからである。その他、民間医療、代替医療の持ち込みは御法度の会もあるし、社会活動はせずに会員同士の親睦に重点を置いた会もある。また院内患者会などは特定の病院・医師との結びつきが強い場合もある。

地域に幾つもの患者会があるわけではないから、自分の現状や目的にぴったりと合った患者会を探すのはむずかしいかもしれないが、考え方を柔軟にして各患者会の持てる良さを自分に必要な部分のみで取り込んでみたり、複数の患者会に入会したり、また患者会を一つの通加点として捉えていくことも良いのではないかと思う。

私自身について言えば、がんの発症と患者会で過ごした年月を貴重な体験として、患者会を通過して行こうと思っている。今後はこの体験を地域とつなげられるような活動、がん体験をしていない人にもがん患者の心理を理解してもらえるような、そんな役割を地域の中で模索してみようと思っている。

患者が患者会を訪ねて、心のフォローを患者同士で行なわなければならない現状は一つの社会問題であるが、社会の整備が追いつかない前に急速な高齢化社会の到来でがんの発症率が増加し、医療水準の向上とともに共生期間が長く保てるようになった、それゆえに起きた社会問題、と言いかえることもできる。近い将来、社会制度や病院の診療時間の中で、熟練の専門家が心のフォローに取り組むようになれば、それですべてが解決かというと、そうとも言い切れない。なぜなら、がんと共生していく過程において当事者同士でわかちあう必要性が重要なポイントとなるからである。結局のところ社会問題とは別に、患者会の存在は患者の選択肢の一つとしてこれからも残り、時代のニーズに合った形で患者会設立は今後も続いていくだろう。

全国の患者会を詳しくご紹介したかったが時間的な制約でできなかった。資料として後半にまとめたので入会の参考にしていただければ幸いである。

患者会から見えてきたもの

心の拠り所

患者会は、年代や設立経緯を背景にそれぞれの方向性をもって全国的に活発な活動が行なわれていた。会の内部で行なわれる語り合いは、理解や同調を繰り返しながら相互に支え合う形を作り出し、がんから再生していくプロセスに重要な役目を果たしていると言える。

分析を通じて明らかにできた問題点に触れておきたい。

患者会活動がどう行なわれるかは「定置場所の如何」が大きな鍵を握っていると思われる。「定置場所あり」との回答は三二団体（七八％）に及んでいたが、その内容は決して満足のいくものではなかった。平均的な会員数×会費＝運営費で有料の事務所を持つことは困難であることは述べたが、例えばいくつかの会で一つの事務所を共有することや、病院の一室、大学の空き教室などを提供してもらうことは可能である。患者会に蓄積している情報や、人的・物的資源を提供し合ったり、異分野の人々と接触するなかでお互いに良い刺激を与え受け合うことができるはずだ。

千葉県のある患者会は、異分野の複数の会と共に大学の教室を確保している。そこに出向けば誰かがいて、話すこと、意見を聞くこと、わかちあうこと、時と場合によっては同病の人の胸を借りて泣くこともできる。誰かがいる安心感は「目で見える拠り所」として患者の支えになっているようだ。支援する人も集まりやすいのか、多くの人が集まる。がん関連の書籍を置き、貸し出しもしている。定例会や世話人会の場所取りに奔走しなくて済む。このように定置場所が確定できることは患者会活動に大きなメリットをもたらす。

会員数の合計は、当方に資料を寄せられたもののみの集計である。調査するための時間や努力が足りずに掘り起こせなかった患者会も多数あると思われるので、少なくとも二万五〇〇〇名ほどの患者が、全国の患者会の中でがんと対峙する時間を過ごしているのではと推測される。

また、会員の老齢による行き詰まりや会のPR不足などで消滅しそうな危機の声も寄せられている。活動をしたくとも運営費や定置場所の問題などが打破できずに現状での足踏みを長く強いられている会もある。終末期会員への対処が手薄であったり、代替医療やホスピスへの情報を求める会員に対して会が躊躇したり、発症時期の新しい会員とがん歴の長い会員とでは会に要求するものが異質であるなど、いわば時代の流れに即したものや、会員の声を丁寧にすくいあげているか否かの問題点も見られた。

患者会の活発な活動の中にもさまざまな問題は生じているが、大切なのは各会の持っている良さを見失わず、そこに集まってくる会員ががんを克服（少なくとも心で）できるまで、会が安住の地であるための配慮をどのようにできるかである。

入会しようと思う人からみると会費の項目は気になるところだろう。調査結果で年会費は最高額六〇〇〇円だった。これを少額とみるか多額とみるかは各人の価値観によるが、映画を観て、そのあとに外食をした場合の費用とほぼ同じである。月額に直せばコーヒー一杯分にあたり、その額でがんについて遠慮なく話せる人々と出会えることになる。心情を話し合いストレスを取り除いて心を健康に保つことができれば、年会費は何十倍もの、あるいはお金に換算できないような価値になる。

最後にこの分析には全く登場しないが、ずっと気がかりになっていたことを書いておきたい。患者会に参加できる人は、実はがんを抱えて歩くための第一歩を踏み出せた人である。たとえ生きる期間が結果的に短いものであっても、生きる質において長さに匹敵するほどの濃縮した生を見出せる可能性はあるから、がんを発症しても自立（自律）できる目処は得られたと言える。懸念するのは、がん発症後の告知を誰かに握り潰され、疑心暗鬼で悶々としながら周囲に気づかぬ振りを通して気を使っているがん患者、また地域で支えられることのない一人身のがん患者、また日本を異国の地として住まいながらの外国人のがん患者、これらの人々が出口のないところで恐怖に煽《あお》られた無為な時間を過ごし、絶望の淵に立っているのではないだろうか、ということである。そのような人たちが患者会に出向いてくる道はないのだろうかと思う。

患者会の持つ機能を十分に活用すれば、がんによる生きづらさを緩和できる。共通の問題を持つ仲間と語り合うことで、心のまろやかさを実感できたら、がんとの共生ができはじめたことになろう。患者会に出向いて「元気の塊」を育てて欲しい。

がんを告げられた時、周囲の色彩と音が消えた。告知を続ける医師の口元がロボットのように遠くで動いていた。私の内側では、今までに積み重ねたものが音を立てて崩れ、体中が絶望感で一杯になり、気持ちの中で私は死んでいた。その後、治療のための病院選びや仕事中断の手配、家事などで体は動いていたものの、空っぽの頭で無機質な体を引きずっている感覚であった。

助かりたい感覚が何とか蘇ってきたのは、抗がん剤治療が峠を越えてからだった。身近に元気に生きているがん患者は見当たらず、生きていきたいのだけれどどうやって生きていったらいいのだろうかと不安が募った。医師は検査値から見る抗がん剤の効果と再発の兆しに目を凝らしてくれていたが、私の心の不安を取り除いてくれるには程遠いと感じた。生活圏では健康集団から弾き飛ばされた気がした。

絶望感で萎えた心と、予後の油断を許さない病気とを持って立ち上がるには、医者でもない地域でもない、不安に同調して共感を示してくれる、あるがままの私を受け入れてくれる「拠り所」が必要であった。私は患者会という

「がんを遠慮なく話せる『拠り所』に出会い『安心して』」がんから心も体も徐々に立ち直っていけたのである。私が拠り所とした患者会は、どのような歴史的流れを持ち、どのような意義を持っているのかをまとめた。

患者会とは

患者の患という字は、憂える、心配する、わずらう、病気に罹るという意味を持つ。患者とはすなわち病気に罹って憂い心配している者で、医者の治療を受ける人との意味も持つ。これらの人々が互いに抱えている憂いや心配事を解決するために集まり、交流の場を持つ、それが「患者会」である。

患者会は、何らかの問題・課題を抱えている当事者のみで構成されていることが特徴で、「セルフヘルプ・グループ」(以下**Self-help group**略してSHG)の名称で捉えられる。近年、患者と共に遺族、医療関係者、ボランティアの人々が参加している会も広い意味においてSHGととらえられるようになってきた。また、疾病に直接関係のない一般の人々が「クリアリングハウス」と呼ばれる「SHGを支援する会」を設立して、SHGの活動情報を社会に伝達したりSHG同士の交流をうながす場も、作られるようになってきている。SHGは英語で**mutual aid group**とも言われる。**Self-help**は個人による自助、独立の意味で、自立(自律)をさしている。**Self**は自分だけではなく「我々」をもさし、**mutual aid**は相互援助、共同の意味なので、SHGは「個人による自立(自律)・自助、仲間同士による共同の自助」「自分のことは自分でしながらも相互に助け合うグループ」という意味合いを持つことになる(参考資料『セルフヘルプ・グループの理論と展開』久保紘章・石川到覚共編、中央法規出版、一九九八年)。

同じ障害や病気を持つ者同士が集まるSHGは『全国患者会障害者団体要覧』(プリメド社、一九九九年)に掲載されているものだけでも日本全国で一万二〇〇〇の団体がある。疾患も心・神経・依存・排泄・化学物質・免疫不全・皮膚・感覚器官・口腔・アレルギー・内臓疾患など医療全般にわたり、がん患者会もその中に含まれる。がん患者会として本書に資料掲載できたのは四一団体に過ぎないが、前出の全国患者会障害者団体要覧（本書では全国分布の＊印）や公表されていない病院内団体、掘り起こすことのできなかった地域の団体を含めると、がん患者会は八〇団体位になるのでなかろうかと思われる。

がん患者会は「患者のみ」「患者＋医療者」「患者＋遺族＋家族＋医療者＋支援者」「患者＋行政」の四つに区分される。会員も「がん体験者」の集まりのみから家族、遺族、医療者、宗教者、学生、研究機関、ボランティア、支援者の集まりへと広がり、これらのいくつかのあるいは多種の組み合わせで患者会は構成されている。この構成部分の占めるパーセントと患者会の設立に至った「理由・意義」によって、各患者会の特色がはっきりと打ち出されてくることになる。

ＳＨＧの歴史的流れ

ＳＨＧの歴史的流れは欧米では一九三〇年代から見られる。アメリカに限って言えば、精神的障害などに関するＳＨＧにはアルコール中毒防衛会（一九三五年）や精神障害の回復者の「リカバリー協会」（一九三七年）など、身体的なハンディキャップの問題や疾病では「脳性マヒ協会」（一九四七年）、「精神遅滞児協会」（一九四九年）などが初期のグループである。一九五〇年代後半から一九六〇年代にかけて、多くのＳＨＧが設立された。当時は、市民権運動、公民権運動、草の根運動、さらには反戦、言論の自由、カウンター・カルチャーなどの動きが盛んな時代であった。ＳＨＧの視点は、これらと根底でつながっている。一九七〇年代以降は、医療保険領域ではほとんどの障害・疾病別にわたってＳＨＧがつくられている。さらに一九九〇年代には慢性疾患やエイズ、精神障害回復者本人のグループのように、時代のニーズに合わせて多くのグループが設立されている（参考資料『セルフヘルプ・グループの理論と展開』前出）。

日本におけるSHGの歴史は、欧米における「脳性マヒ協会」や「精神遅滞児協会」設立と時をほぼ同じくして、「(財団法人)全日本聾唖連盟」(一九四七年)に始まる。翌一九四八年には結核患者を中心にした「日本患者同盟」、「(福祉法人)日本肢体不自由児協会」が設立されている。さらに三年後の一九五一年には、「ハンセン氏病療養所入所者協議会」、一九五二年には知的障害者の会である「(福祉法人)全日本手をつなぐ育成会」が設立されている。いずれも医療福祉の向上、人権の尊重、社会参加と平等、差別偏見の是正を活動目標にしている。

一九五〇年後半以降七〇年代までは薬害、公害による被害者の会、すなわち「森永ひ素ミルク中毒の被害者を守る会」「サリドマイド児親の会」「カネミ油被害者の会」「水俣病患者同盟」などが経済成長の副産物として現われてくる。企業や社会や国に向けて、被害の賠償要求や被害者の生活基盤確保などを活動に掲げている。またこの頃に死亡率の上位をしめていた脳疾患SHG「秋田だるまの会」や、心疾患SHG「全国心臓病の子供を守る会」などの設立もある。これらのSHGは病気の予防やリハビリ、啓蒙に重点が置かれていた。

その後は「パニック障害」「不登校」「エイズ」など時代の要望に添って分野も増え、一万二〇〇〇団体を数えるに至っている。

がん患者会に絞って流れを見ると、初期は、一九五四年に咽喉摘出者の発声訓練の場として設立された「(社団法人)銀鈴会」(東京都)である。海外の「咽喉摘出者の会」には、戦争によって喉を射抜かれたために発声不能になった人もいるが、日本の場合はがん患者がほとんどである。患者会の設立は患者の意志によるもので、発声を取り戻す為のリハビリやアドバイスに医療サイドの後押しがあった。

六〇年代に入ると四団体の設立がある。一九六四年「若葉会」(婦人科系・兵庫県)、一九六七年「小舟会」(設立時は婦人科系、現在は総合部位・北海道)、一九六八年「がんの子供を守る会」(小児・東京都)、同年「みやぎよろこびの会」(総合部位・宮城県)である。七〇年代設立は「あけぼの会」(乳房・東京都)の一団体のみである。「あけぼの会」の目的には「国への陳情、行政への働きかけ、治療研究への積極的参加、正しい知識の普及・対策の促進」などが見られる。疾病を身体の一部分のみの不良ととらえ、病をかかえながらも、健全な精神で社会と調和していけるような、患者の人権の社会的位置づけを求めるようになっている。一九八三年に政府が「対がん一〇カ年総合計画」を発表したことにより、がん患者会も八〇年代、九〇年代で三六団体（八六％）の設立をみるようになる。

ＳＨＧの活動は目的によって大きく二つに分けられる。一つは「病を心身ともに克服していくための活動の場」である。仲間同志で「悩みや心情」を語り合うことによって、問題を抱えているのは自分だけではないことを知り、「仲間との共感」の体験を通して自己を取り戻していく。こうして自己を獲得することが「自律」へとつながり、やがて「他者」へも目を向けるようになる。他者を支援することで、再び社会に参加できる当事者となることができるのである。

二つ目は、（一つ目を内在させながらも同時に）人権の尊重、偏見の是正、福祉の向上、損害の賠償などを強く意識して表す「対社会に向けての要求運動の場」である。活動の目的をがんＳＨＧに絞ってみると、一つ目の「病を心身ともに克服していく場」であることが多い。二つ目の目的を前面に出した会が見られないわけではないが、それは多くの場合、活動の充実や実績を得たことによって得られた二義的なものにすぎず、まずは当事者の自立（自律）の獲得が先で、大部分の会はこの段階に止まっている。また社会的活動に結びつけたくとも、会員の動向が不安定で（数値的には会員数の安定があっても同じ会員が在籍しているとは限らないから）社会運動を起こしていくときの「継続」の部分で支障をきたしているのではないかと思われる。運動を継続していく人がたえず入れ替わってしまうのであれば、リーダーや支援者に問題意識を持つ強力な人物がいない限り、二つ目の目的へ向けての活動枠を広げていくことははなはだ困難だからである。他方、会が問題意識を持ちすぎて社会運動性が強すぎてしまうと、本来ＳＨＧの持っている「支えあう・自助」の部分が薄れ、何のためのＳＨＧかということにもなってしまう。「対社会への問題」を第一義の目的とすることは、ＳＨＧから遠のく危険性も出てきてしまうのである。

ＳＨＧを形態的にみると拡大傾向にある。患者である当事者から家族・遺族へと広がり、医療者、ボランティアの参加で患者プラス支援者が混在する患者会が目立ってきている。個人主義が徹底している欧米では患者と支援者のグループははっきり分けられていて、支援者には高度な教育を受けたソーシャルワーカーも多く、ソーシャルワーカーはがん患者を支援するエキスパートとまで言われている。がんを体験した人、治った人も「生きぬく力」を治療中の人々に与えられるよう積極的に支援グループの中に入って活動をしている。

ＳＨＧの持つ意義

久保紘章氏は『セルフヘルプ・グループの理論と展開』（前出）のなかでＳＨＧの活動をその志向性と現象的な特徴から六つに分類している。要約すると次の様になる。

①匿名自助志向群

特定疾患等の治療的効果やリハビリ訓練効果などをめざした、極めて限定的課題への取り組みを中心とした活動を行なう。相互的にもグループ的にも特定の人間関係を要しない。

②家族自助志向群

本人・家族の抱える問題を専門家が代弁して、その対応、対策を要求していく活動を行なう。

③連合組織志向群

同一の障害や性格、課題をもつグループがより広い範囲で連合し、共同して同一の対象に問題への対応を働きかけていくような活動を行なう。現実には制度化、施策化の要求あるいは活動支援の要求が活動目的となることもあるので、組織の結成は行政の範囲でなされることが多い。

④自律相互志向群

同一の障害や疾病をかかえるもの同士が、情報を交換し合ったり、親睦を深める行事を行なうなど、互いに励まし合い、孤立・孤独を防いで自律に向けて助け合うなどの活動を行なう。

⑤自立生活志向群

④が疾病や障害からの自律を目標としているのに対して、この志向群は生活の自立をねらいとする。そのためにピア（同士・仲間）・サポート、年金、住宅、就労などのピア・カウンセリングなど幅広い相談活動を行なっている。

⑥市民運動志向群

市民一般に疾病・障害問題や予防の啓蒙活動として、他の市民団体との連携の模索もあり、ＳＨＧを基盤としながらもその枠を超える場合が往々にしてある。

これらの分類をがん患者会に当てはめてみると、②と⑤に当てはまるものはない。①と③に機能回復訓練の場、または行政の力を後押しにしてがんの早期発見に力を入れる会が若干あるが、ほとんどの会が④である。会の持つ趣意や活動の流れによっては⑥に向かう傾向もある。⑥のみに分類される会はないが、⑥を活動の意義として認識している会は見られる。

がんを分かち合う場

がん患者会のほとんどが含まれる④の意義についてふれたい。会は、同じ体験をした者同士が集まり、その中で抱えている個々の問題から自分自身を解き放して自律していく目的をもつ。がん体験者はがんによってあまりにも突然に突きつけられた死の恐怖にどう向き合えばいいのかがわからず混乱している。だから、同じ仲間と語り合うこと（ピア・カウンセリング）で気持ちの共有・共感をはかり、それを繰り返し行なうことによって心が安定をとりもどし、恐怖から抜け出すことができると見られる。語り合い・共感し合うことが、がん患者会にとって基本的に最も大事であることは、患者会資料中のＰＲの中からも読みとることができる。会のＰＲの中には活動の意義ととれる、信条・

ポリシー・指針などが見られるので抜粋してみた。数字は同義語を除いて使われた頻度である。表は言葉の頻度順に一覧表としたが、意義で括るために※印の番号を付け※1を「わかちあいの場」、※2を「情報交換の場」、※3を「自立（律）の場」とした。

登場する言葉（会のPR誌からの抜粋）	頻度	分類
情報交換、情報提供の場	14	※2
仲間同士での語り合いを大切にする場、親睦・交流の場	12	※1
豊かな心・前向きの生活を得るための場	8	※1
心の支え・共に支え合い励まし合いの場	6	※1
慰め合い・癒し合い・わかちあいの場	4	※1
病気を克服する訓練・サポートする場	4	※3
医学の恩恵を受けられるよう助言・指導する場、自助努力の場	2	※3
ストレスを緩和する場	1	※1
生きる勇気と知恵の共有の場、術後の訓練の場、生きる喜びを感謝する場	1	※3

※1、「わかちあいの場」としての患者会

使用頻度は合計で三一回になり、患者会でまず一番大事にされているのは「わかちあいの場」であることとが分かる。

がん体験をした人は、「健康人」の群れから自分一人弾き飛ばされた疎外感・孤独感に苦しむ。同じ体験者同士で心おきなく話し合えることで、仲間意識が芽生え、互いに寄り添うことで孤独地獄から救い出される。気持ちの揺り返しや時には社会生活上の不協和音、体の不調などがストレスとなって、不安が突然に襲ってくることもある。弱気になる。愚痴を言いたくなる。それでも仲間は理解してそれを受け止めてくれる。同調してもらうだけで安心感が得られる。がんであっても前向きな気持ちを持つことができる。わかちあいはとても重要である。

※2、「情報交換の場」としての患者会

使われた言葉は「情報交換、情報提供」が一番多かった。インフォームド・コンセントによって選択肢が患者に任されるようになったが、発症したばかりの患者や再発者にとってみればいくつもの「ビックリ」を突きつけられている状態で、治療の選択肢など用意していないのが普通である。用意がない場合は医師の誘導で医師の方針に沿った治療法に持っていかれ、選択肢の幅はないも同然となる。患者にとって手持ちの情報が少ないことは致命傷になる場合もある。副作用の強い、古くなった治療法や医師が行なってみたい治療法などに誘導される場合もないとは言えないからである。

総合部位の会では、発症部位が同じ人と情報交換ができるよう部位別のグループ集会を開くなど配慮する場合もあるし、自分が発症していない部位の治療方法への関心も高い。生命保険や病院のリサーチなどもこの中に入る。

※3、「自立（律）の場」としての患者会

表の中では、「自立（律）」を表わしている特別の言葉は見当たらないが「わかちあい」で心が安定すると、がんを持った自分の、あるがままの姿がみえてくるようになる。がん体験後の目標・出発点が見つけられるようになると言ったらいいだろうか。寄り添ってくれる仲間の他愛ない話に笑顔が返せるようになったら、自立の第一歩をふみだしたことになる。

患者会で他者の闘病を見聞きすることは、自分に見合った立ち直り方を模倣していくことであり、新しく入ってきた仲間に自分もまた寄り添おうという気持ちが生じれば、自分の身に起こっている問題に対して自己解決の力がつきはじめたとも言える。

病気を嫌っていると見えた社会が、実は健康であるがゆえに人の弱さや苦しみに対して気が付かないだけのことであるとわかり、そうした疎外感や孤独感を乗り越えるのは他ならぬ自分自身であることに気が付けば、自立のもととなる自律を身につけることができる。

※印全般にわたった「支援の場」としての患者会

支援者と患者が混在している日本の患者会にはこのような意義もある。「支援」には、医療側から受けられる支援（機能回復訓練やリハビリを行なうことが会の存在意義になっている場合）と、会員同士による相互支援の意義と、二つの意味がある。

前者には医療者が何らかの形で関わり、会は機能回復やリハビリを進める場として活用されている。また、会が手に入れることのできた情報を所属する会員のみの利益にとどめず所属しない患者にも行き渡るように、「会報」の形で全国の病院を経由して届けられるシステムを持つ会もある。

後者の典型例として新入会員の為に一所懸命になることで、自分の目標を持つこともでき、他者への支援は自分への支援ともなり、これもまた患者会の持つ重要な意義である。

疾病のない世の中が望ましいが、疾病は人が生きていく上で創り出しているとも言えるから人類が滅亡でもしない限り、病がなくなるということはありえないだろう。『病気の社会史』（ＮＨＫブックス、一九七一年）の中で、著者の立川昭二氏は「疾病には歴史的法則があり、一つの悪疫が消えると、必ず別の悪疫が創られる。つまり前五世紀のアテナイの疫病は四人に一人、四世紀の黒死病も四人に一人、そして今日のがんも四人に一人という死亡率の偶然の一致がある。仮に、がんが征圧されたとしても次に再び『四人に一人』の病気が表れてくるだろう。これは、人が生きている限り必然的に表れてくる数字かもしれない」と述べている。

この本が著作されてから三十年の歳月が経ったが、氏の予測どおり、がんは四人に一人の時代を終え、さらに、エイズが爆発的発症を懸念されて「次の病」のポストを狙っているかのようだ。

病はなくならないのだという立川昭二氏の説が改めて心に響く。がん患者会に限らず、病めるものが互いに寄り集まるSHGの意義は、社会にとって今後ますます高まってくるだろう。しかし疾病を持つ者を「特異な者」と捉えず、一般にある「困難の一つを持つ者」ととらえることができれば、「生きるために克服しなければならない力の模索」という共通項で一般社会と連繋していくことができるのではないかと思える。一般社会と患者会のバリアフリーを願ってやまない。

全国患者会アンケートを読む

二〇〇〇年一月から八月にかけて、医療雑誌、インターネット、友人のつて、病院に直接電話を入れる取材などで、全国の「がん患者会」をリストアップした。その数は一一〇団体に上った。本書は、がん患者ががんと共によりよく生きていくための一つの手段として「患者会」があることを伝えるものであるから、その中から「遺族ケア」「終末期医療」「ホスピス」関連は除いた。また白血病に関する患者会の中で骨髄移植の支援・推進・サポート等も除いた。人工肛門・人工膀胱の会も患者会ではあるが、必ずしもがん患者のみではないので除いた。胃切除の会「アルファ・クラブ」は九〇パーセント以上ががん患者とのことで調査表を送付した。

その結果、最終的に資料要請をしたのは五九団体となった。回答があったのは四六団体（七七％）で、その中には「活動をしていない」「患者会を支援する立場である」と回答されたものが四団体あったので、それらを除く四二団体（七一％）の資料を添付した（表1）。これらの患者会がどのような規模でどのような活動状況にあるか、また有益な点、問題点などが明らかになるように資料に基づいて分析を試みた。分析母数は項目番号(1)～(3)が四二団体、(4)～(10)までは四一団体である（「あいあい：東京都」は設立後間がなく資料が整っていないために省いた）。

(1)　**全国分布図**

本書に資料を添付した有効回答数の四二団体を地図上（図1）で示した。全国分布図は患者会が存在していない空

図1　全国のがん患者会

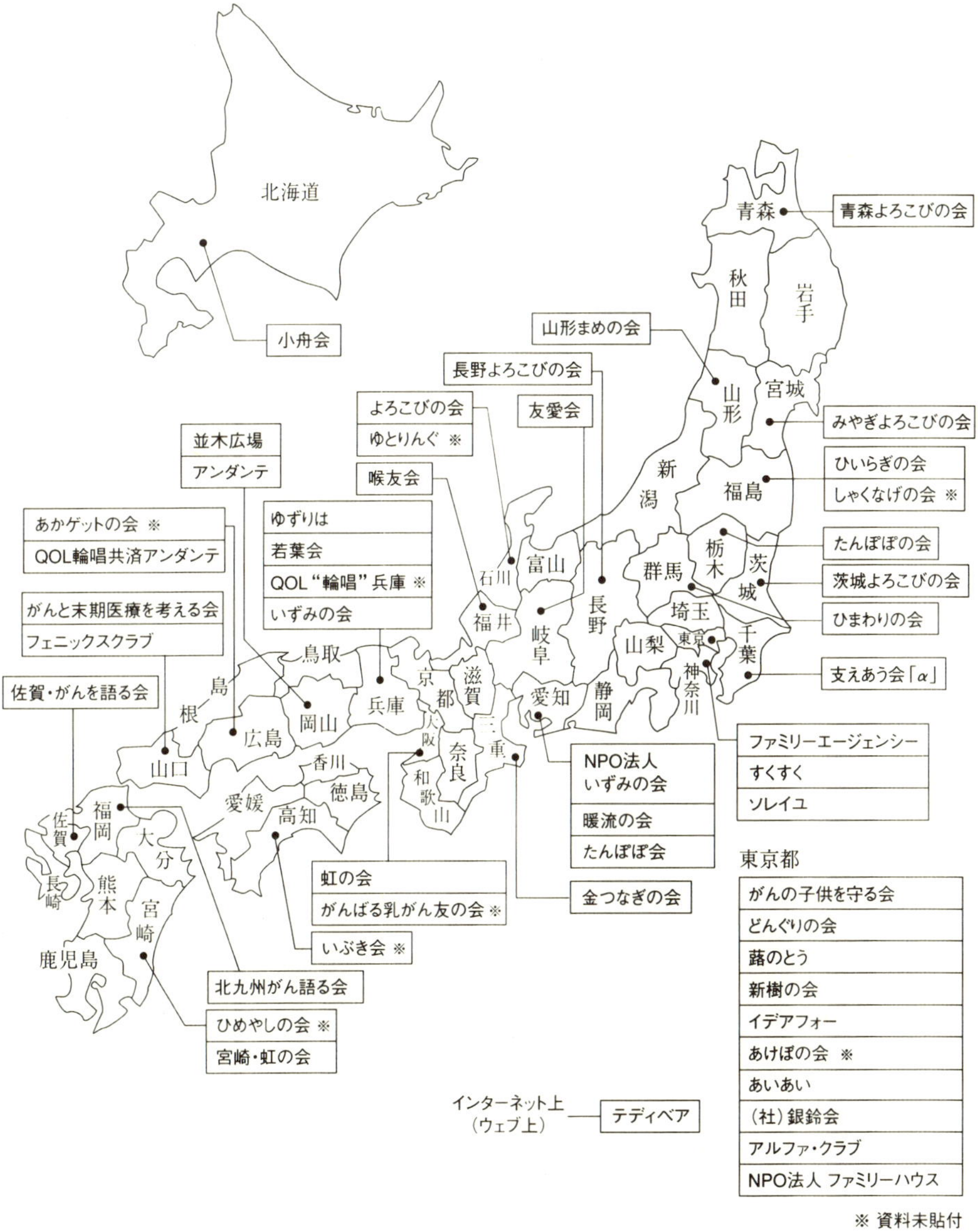
北海道
小舟会
青森
青森よろこびの会
秋田
岩手
山形まめの会
山形
宮城
みやぎよろこびの会
長野よろこびの会
友愛会
よろこびの会
ゆとりんぐ ※
並木広場
アンダンテ
喉友会
新潟
福島
ひいらぎの会
しゃくなげの会 ※
あかゲットの会 ※
QOL輪唱共済アンダンテ
ゆずりは
若葉会
QOL“輪唱”兵庫 ※
いずみの会
富山
石川
福井
岐阜
長野
群馬
栃木
茨城
埼玉
たんぽぽの会
茨城よろこびの会
ひまわりの会
がんと末期医療を考える会
フェニックスクラブ
鳥取
島根
岡山
兵庫
京都
滋賀
山梨
東京
千葉
神奈川
支えあう会「α」
佐賀・がんを語る会
広島
山口
大阪
奈良
三重
愛知
静岡
ファミリーエージェンシー
すくすく
ソレイユ
香川
徳島
愛媛
高知
和歌山
NPO法人
いずみの会
暖流の会
たんぽぽ会
福岡
佐賀
大分
長崎
熊本
宮崎
鹿児島
虹の会
がんばる乳がん友の会 ※
金つなぎの会
いぶき会 ※
北九州がん語る会
ひめやしの会 ※
宮崎・虹の会
東京都
がんの子供を守る会
どんぐりの会
蕗のとう
新樹の会
イデアフォー
あけぼの会 ※
あいあい
(社)銀鈴会
アルファ・クラブ
NPO法人 ファミリーハウス
インターネット上
(ウェブ上)
テディベア
※ 資料未貼付

白県を知る目的もあるので、当方には未回答だったものの『全国患者会障害者団体要覧第二版』(プリメド社、一九九九年)に掲載された八団体を所在確認できたものとして併せて掲載した。表2および地図上では*で示した。

全国の二六都道府県(五五・三%)に患者会があった。患者会がなかったのは二一府県(四四・七%)であった。また地図上に掲載できない、ウェブ上の患者会が一団体出現している。

(2) **設立**

年代を十年毎に区切って並べてみると五〇年代に一団体、六〇年代に四団体の設立がある。七〇年代はゼロ(ただし本書に資料未添付であるが「あけぼの会・東京都」が一団体ある)、八〇年代一七団体、九〇年代一九団体の設立がみられた(表3)。

日本における患者会活動の大きな流れは二つある。一つは、病気への偏見の是正、予後のリハビリ・その病気の予防などを活動目的の第一義に掲げ、患者会を「病を心身ともに克服していくための活動の場」とするものである。この流れは一九四七年、聾唖者を中心にした「(財)全日本聾唖連盟」に始まる。翌年には結核患者を中心にした「日本患者同盟」、三年後には「ハンセン氏病患者協議会」、「(福祉)日本盲人会連合」などが設立され、六〇年代に入ると「脳卒中・秋田だるまの会」「心臓病・全国心臓病の子供を守る会」等の患者会も順次設立されていく。これらの患者会では社会への啓蒙、社会福祉の向上活動などは二義的なものとなっている。

もう一つは、六〇年代に始まった流れで「サリドマイド禍」「森永ヒ素ミルク事件」「カネミ油症事件」など公害・薬害に関連するものである。これらは最初から「社会に向けて」という目的を第一義に掲げ、賠償問題や患者会活動を大きな柱としている。

がん患者会も、この大きな二つの流れの中で誕生してきた。五〇年代と六〇年代の計五つの会の活動経緯と内容に立ち入って、跡付けてみよう(表4)。

「(社)銀鈴会」は喉頭がんにより声を失った人々の集まりである。医療者の指導を受けながら発声機能を回復していくもので、患者会は「社会復帰するための訓練場」の位置づけである。患者自身が奔走して会は立ちあがったが、東大病院や慶応病院の医療者の協力も大きかった。

「若葉会」は神戸がんセンターの医療者の呼びかけで設立された。病院との密着度も濃く、病院と連係をとった会員による病室慰問が、設立当初から現在まで続けられている。

「小舟会」は現在、総合部位の患者会であるが、前身は婦人科系、卵巣・子宮がんの会であった。当時はがん検診が行き渡っていない時代だったから早期発見は難しく、がんと分かった時には病状の重い人が多かった。病院を退院するとき「もしも元気であったなら一年後に集まろう」と、患者同士で約束しあった。それがやがて患者同士で支え合い、話し合う患者会の誕生となった。病状の重いがんをかかえては生きることすら困難だったので、会は細々としか続かなかった。九〇年代に入って会員の老齢化も進んだのでこれを機に「治った喜びを語る、全国よろこびの会」に加盟し、発症部位も婦人科系に限定せず総合部位の会となった。

「がんの子供を守る会」は、小児がんで子どもを亡くした親が病院に寄付を申しでたところ医師より「このお金を基に、米国にあるような『小児がんの患者・家族の会』を設立してはどうか」とアドバイスされたことがきっかけである。遺族・家族・患者・サポートする医療者と「支援」をも含んでいる。同年立ちあげられた「みやぎよろこびの会」は対がん協会の活動十周年を記念して設立されたもので、行政側の手による。

表1 アンケート回答の内訳

資料要請59内訳(単位:団体)

有回答	46(77%)
未回答	13(23%)

有回答46内訳(単位:団体)

資料添付	42
資料未添付	4(活動休止など)

未回答13内訳(単位:団体)

所在・活動確認	8(都道府県別一覧表に*印で掲載)
所在・活動未確認	5

これらの中で、「(社)銀鈴会」「小舟会」「若葉会」「みやぎよろこびの会」は病気の克服を目的とするという一つ目の流れを汲むものである。

「がんの子供を守る会」はがんを自分の目のみで捉えず他者(社会)の目で捉えたところを見ると、社会啓蒙という二つ目の流れを汲む患者会である。

また、これら草創期患者会の「設立経緯」には現在の患者会の原型がすべて見てとれる。すなわち「患者の集まり」「医療者の働きかけ」「患者＋医療者」「遺族＋患者＋家族＋医療者」「行政の働きかけ」である。活動目的も押しなべて、現在の患者会を網羅している。これら草創期の患者会が、それぞれの地で十年ないし二十年の活動と蓄積をしたことが八〇年代の活性化に繋がっていったのは確かである。

七〇年代だけは患者会の設立がゼロである。ここで流れがいったん途切れてしまったかのような印象を受けるが、私はこれを「これまでとは質の違った別の流れの始まり」と見てとれないかと考えた。この推論に対し私は「あけぼの会」(本調査には未回答)に注目した。そしてそれに世界の動きを重ね合せてみた。

六〇年代に患者のみで立ちあげられた「小舟会」がひっそりとがんを語り合う形態であったのに対して、七〇年代の「あけぼの会」はマスメディアへの投書をきっかけにして共感の輪を全国的に広げていった。がんの不安を仲間と語り合うことのみを目的とせず、患者の社会復帰を助けることに狙いを定めて、患者会を一つの市民運動にしていこうとした。この「市民運動的患者会」出現の兆しを育んだ社会的背景はどんなものであったのだろうか。

一九六四年には世界医師会総会で日常診療の分野でのインフォームド・コンセントを含む患者の権利確立が促された(ヘルシンキ宣言)。七〇年代にはいるとアメリカでは多くの医療機関が「患者の権利章典」を定めた。ニクソン政権が、がん撲滅宣言をし、がん撲滅のためには研究費を惜しまないとした。その後、世界保健機関(WHO)も「個人として……自らの保険サービスの計画と実施に参加する権利と義務」(一九七八年アルマ・アタ宣言)を謳い、世界医師会総会が患者の権利に関するリスボン宣言(一九八一年)をふまえ、患者の権利は立法化へと進んでいったのである。

表2　都道府県別患者会名

	所在地	会名	部位	備考
北海道	北海道	小舟会	総合	
東北	青森県	青森よろこびの会	総合	
	宮城県	みやぎよろこびの会	総合	
	山形県	山形まめの会	総合	
	福島県	ひいらぎの会	総合	
	〃	しゃくなげの会	総合	*
関東	栃木県	たんぽぽの会	総合	
	茨城県	茨城よろこびの会	総合	
	群馬県	ひまわりの会	総合	
	千葉県	支えあう会「α」	総合	
	東京都	がんの子供を守る会	小児	
	〃	どんぐりの会	総合	
	〃	蕗のとう	総合	
	〃	新樹の会	乳房	
	〃	イデアフォー	乳房	
	〃	あけぼの会	乳房	*
	〃	あいあい	婦人科系子宮	
	〃	(社) 銀鈴会	喉頭	
	〃	アルファ・クラブ	消化器	
	〃	NPO法人「ファミリーハウス」	小児	
	神奈川県	ファミリーエージェンシー	小児	
	〃	すくすく	網膜芽細胞腫	
	〃	ソレイユ	乳房	
中部	長野県	長野よろこびの会	総合	
	岐阜県	友愛会	乳房	
	石川県	よろこびの会	総合	
	〃	ゆとりんぐ	乳房	*
	福井県	喉友会	喉頭	
	愛知県	NPO法人「いずみの会」	総合	
	〃	暖流の会	消化器	
	〃	たんぽぽ会	乳房	
近畿	三重県	金つなぎの会	総合	
	大阪府	虹の会	乳房	
	〃	がんばる乳ガン友の会	乳房	*
	兵庫県	ゆずりは	総合	
	〃	若葉会	婦人科系子宮	
	〃	QOL"輪唱"兵庫	乳房	*
	〃	いずみの会	総合	
中国・四国	岡山県	並木広場	総合	
	〃	アンダンテ	乳房	
	広島県	あかゲットの会	乳房	*
	〃	QOL輪唱共済アンダンテ	乳房	
	山口県	ガンと末期医療を考える会	総合	
	〃	フェニックスクラブ	血液	
	高知県	いぶき会	総合	*
九州	佐賀県	佐賀・がんを語る会	総合	
	福岡県	北九州がんを語る会	総合	
	宮崎県	ひめやしの会	婦人科系子宮	*
	〃	宮崎虹の会	乳房	
インターネット上		テディベア	乳房	

七〇年代後半に動き出した「あけぼの会」は、これらの匂いを感じ取った兆しと言えないだろうか。

近年のトピックとして取り上げておきたいものに、「インターネット上の患者会」の存在がある。これはパーソナルコンピュータ（ＰＣ）が一般家庭に普及するようになった九〇年代後半になって登場した。本資料では一団体のみであるが、この会では会が設定している資格や条件（例えば、発症部位の限定、民間医療などの物品売買の禁止、宗教を持ち込まない、インターネットに接続できることなど）をクリアすれば会員となることができる。運営はインターネットの回線を通して行なわれ、会員同士の悩み・相談・心境がその中で話し合われる。メーリングリストによって送信は瞬時に全会員に届き、それに対する返事も多数寄せられる。医療関係者が会に入っているので医療的な返事をもらえる場合もある。インターネット上の患者会は、病後の外出不可能時、入院時、人と会いたくない時、また深夜にがんの話をしたくなった時、不安に駆られた時などに頼ることができる。従来の患者会のように定例会・会報・会費等は存在しない。ＰＣ上の患者会は、従来のそれとは違った意味を持つ、また一つの新しい患者会である。

(3)　部位別

「総合部位」が圧倒的多数で全体の約半数の二二団体、ついで「乳房」の一〇団体、「小児」三団体、以下は表5の通りであった。

この分類中、「婦人科系」と「乳房」をあえて「女性性のがん」として捉えると、その合計は一二団体（二九％）となる。さらに資料未添付だが所在確認されている（表2の＊印）中には、乳房患者会が多数みられるので、それをプラスするとこのパーセントはさらに増えることになり、患者会は全体の八〇パーセント以上は「総合」と「女性性」で占められていると言える。

年代から見ると五、六〇年代に部位別が設立され、総合の会が本格的に立ち上がって行くのは八〇年代後半になってからである。

表3 設立

年代別設立数と部位内訳（単位：団体）

設立年代	団体数	総合	乳房	婦人科系	消化器	小児	喉頭	血液	網膜細胞
1950年代	1（2.4％）						1		
1960年代	4（9.5％）	2		1		1			
1970年代	0								
1980年代	17（41％）	9	5		1	1	1		
1990年代	19（45％）	10	5		1	1		1	1
2000年代	1（2.4％）			1					

表4　草創期の患者会の設立経緯

設立年度	名　称	部　位	設立経緯	活　　動
1954年	（社）銀鈴会	喉頭	患者＋医療者（アドバイス）	機能回復
1964年	若葉会	婦人科系	医療者の呼びかけ	病院慰問等体験の伝達
1967年	小舟会	総合（ただし設立時は婦人科系）	患者のみ	癒し合い・支え合い
1968年	ガンの子供を守る会	小児	遺族＋患者＋家族＋医療者（支援）	患者ケア
1968年	みやぎ よろこびの会	総合	行政の呼びかけ（対がん協会活動10周年を記念して）	支え合い・啓蒙

表5　部位別

部位別	総合	乳房	小児	婦人科系	喉頭	消化器	血液	網膜
数（団体）	21	10	3	2	2	2	1	1
％	50	24	7	5	5	5	2	2

部位別患者会が先にできた理由は、予後のリハビリ（喉頭がんや食道がんは喉頭摘出のための発声訓練、胃摘出者は後遺症の克服、乳がんは手術後の機能の回復訓練）などの集まりで目的が一致し、〝同類〟の悩みを共有することができて話しやすく集まりやすかったのではないかと推測される。また婦人科系卵巣・子宮がんの会は女性の性に関連するゆえに、時代的にも、ひっそりと語り合わなければならなかった部位として、その存在が必要な会であったのではないかと推測される。

他方、総合部位の患者会は、対がん協会設立十周年を記念して一九六八年、宮城県に設立された「よろこびの会」が始まりである。この会は対がん協会の検診推進を目的に、二十年をかけて長野、群馬、山形、茨城、青森、石川などの各県に順次設立されていった。この間、これ以外に「総合部位」を名乗る患者会は出現していない。

個人が自発的に立ちあげた「総合部位」の患者会が出現するのは八〇年代後半になってからである。

一九八八年、倉敷市の柴田病院の伊丹仁朗医師が「生きがい療法」の一環としてがん患者のモンブラン登頂を計画して成功した。マスメディアにも大きく取り上げられ、がんを発症しても、それに負けない気持ちで生きがいを持つことが大切であることを世に知らしめた。これを機に、登頂に参加していた東京都八王子市の椚《くぬぎ》総《たか》氏《し》が「どんぐりの会」を立ちあげている。この活動が「患者同士で立ち上がって互いに支え合って行こう」という気運の始まりとなり、以後、全国各地に「総合部位」の患者会ができはじめる。

最後に、患者会が見られない部位もあげておきたい。

肺がん、膵臓がん、前立腺がん、脳腫瘍、悪性リンパ腫などの患者会はない。中でも肺がんは、発症率が高い割に患者会の出現がみられない。理由として生存率が考えられる。国立がんセンター中央病院の「初回入院患者の五年生存率統計」によると、六五年度で肺がんは生存率そのものが一〇パーセントと低かったし（ちなみに消化器四〇％、子宮けいがん六〇％、乳がん六五％）、その後の三十年間推移も、他のがんが七〇パーセント前後に上昇したのに対して肺がんはわずか四〇パーセントまでの上昇でしかない。

表6　会員数から見た患者会部位別分布

		内訳							
会員数	団体数	総合	乳房	婦人科系	消化器	小児	喉頭	血液	網膜芽
0～50	5	3	1		1				
51～100	9	6	2				1		
101～150	7	3	2	1		1			
151～200	4	1	2						1
201～250	5	5							
251～300	1		1						
301～350	1	1							
351～400	0								
401～450	2	1						1	
451～500	0								
501～1,000	2		1			1			
1,000～2,000	3	2					1		
2,000～3,000	0								
3,000～4,000	1					1			
4,000～	1				1				

表7　部位別会員数

部位別	総合	消化器	小児	乳房	喉頭	婦人科	血液	網膜細胞芽腫
会員数	5,008	4,640	4,520	2,002	1,660	103	450	180

膵臓がん、前立腺がん、脳腫瘍、皮膚がんなどは、発症数の少なさ、老齢による発症のために行動する患者が少ないなどの理由で設立のエネルギーや時間的余裕が持てず、患者の集まりづらさが想像される。

(4)　会員数

総会員数は一万八五六三名、一団体では最少二四名、最多四六〇〇名、平均四五二名だった。二〇〇名未満の患者会はほとんど地域限定の会であった。三〇〇名以上になると全国展開組織が見られ、法人、NPOなどもあった。また、インターネットを媒体としている患者会は、設立年数の浅い割には会員数が多く、会員もほぼ全国的に分布している。

会員数分布を詳しく見るために、会員数を五〇名単位で区切り、団体割合数の（表6）を作成した。

これから見ると五一～一〇〇名までが九団体（二〇%）、一〇一～一五〇名までが七団体（一七％）、五〇名未満が五団体（一二％）の順となった。なお、極端な数による平均値の偏りを防ぐために出した中位数（患者会を会員数順に並べ最少会員数と最多会員数を持つ患者会を、上下から同数に数えていったときの中間に当たる患者会の会員数）は一四三名となった。

なお参考までに部位別会員数を表7に示した。

(5) 会の定置場所

定置場所を「有料または無料の独立した事務所」と明記して質問しなかったので、本来は「なし」の回答範囲である「代表者宅」「事務局のある場所」「会が所属している病院内または行政の施設」等が混入してしまった。それを含んでの分析となった。

三二団体（七八％）が定置場所「あり」と回答した。「なし」が六団体、無回答が三団体だった。「あり」が七八パーセントとは言え、取材中に「定置場所が欲しい悩み」を多く聞いたので、定例会や役員会がいつでも気兼ねなくできる会専用の定置場所を持っている会は少ないのではないかと思われる。

事務所は、行政や特定病院などとのつながりで無償の場所を提供されるか、または会が潤沢な資金を持っていなければ維持できない。調査中に聞いた悩みは次のようなものであった。

「先立つものがあれば……」、と前置きして「資金に余裕があったら事務所が欲しい。会員がボランティアで詰めて電話相談をやり、体験者だからこそ分かる悩みや不安を共有したい。事務所にはパソコンを置いて誰でもが情報を検索できたり、会員名簿や会計が管理できたらいい。コピー機も欲しい。がん関連の書籍も並べたい。そして何よりも、そこにいけば誰かいる、誰かと話せる場を作りたい。会員以外でもがんの情報が欲しければ訪ねられる『サロン風』な事務所が欲しい。役員会の度に公共施設の場所取りをしたり、あるいは喫茶店の隅で気兼ねしながら会合をしたくない……」など。

表8　年間会費から見た患者会部位別分布（単位：団体）

	団体数	内　訳							
		総合	乳房	婦人科系	消化器	小児	喉頭	血液	網膜芽
0円	3	2	1						
500円	1			1					
1,000～1,900円	10	7	2						1
2,000～2,900円	14	6	3		1	2	1	1	
3,000～3,900円	7	4	1		1		1		
4,000～4,900円	3		3						
5,000～5,900円	2	1				1			
6,000円以上	1				1				

表9　会費×会員数＝会の運営費の分布（単位：団体数）

	団体数	内　訳							
		総合	乳房	婦人科系	消化器	小児	喉頭	血液	網膜芽
0円	3	2	1						
1～100,000円	5	3	1	1					
110,000～200,000円	10	5	2		1		1		1
210,000～500,000円	10	7	3						
510,000～1,000,000円	5	2	1			1		1	
1,010,000～2,000,000円	4	2	1			1			
2,010,000～5,000,000円	2		1				1		
5,000,000～10,000,000円	1					1			
10,000,000円以上	1				1				

表10　会員数150名規模としての運営費の試算

費　目	単　価	回　数	合計（円）	備　　考
会報	33,300円	6回	200,000	版下・印刷・隔月発行
会場費	5,000円	10回	50,000	世話人会も同時
謝礼費	20,000円	2回	40,000	講師支払い
交際費	30,000円	年間	30,000	代表交際費・他会との連絡費・慶弔費
備品費	10,000円	年間	10,000	テープ・カメラ・フイルム等
事務費	3,500円	12カ月	42,000	会で使用する電話代含む
通信費	580円	150名	87,000	会報郵送6回、葉書2回として
合計			459,000	

(6) 会費

会費は、①年会費以外の徴収はない、②年会費の他に定例会毎に会合費を別途徴収する、③年会費は徴収しないが定例会や催し毎に参加費を徴収し、会報も有料――の三種類に分けられた。①の会費は高めに設定され、②と③は低めの傾向である。インターネット上の患者会はアクセスする費用は自分持ちであったが、定例会や会報発行がないので会費制をとっていなかった。ただし会の拠点ではPCを管理する運営費が必要となるので、任意の寄付は募っていた。

表8から見ると、会員が支払う年間会費最高額は六〇〇〇円で一団体、会費を全く支払わない最小額〇円が三団体となり、平均して一会員の支払額は二二三九円であった。会費を一〇〇〇円ごとに区切っていくと二〇〇〇円台が一四団体（三四％）、一〇〇〇円台が一〇団体（二四％）でこれらが全体の半数を占める。ついで三〇〇〇円台が七団体（一七％）、四〇〇〇円台が三団体、五〇〇〇円台が二団体、五〇〇円台が一団体であった。

会員が支払った会費は即、会の運営費となる。年間会費と会員数をかけて、会の運営費の分布を見た（表9）。会の年間運営費は、二〇万円以内が一八団体、二一万円以上五〇万円未満が一〇団体、五一万円以上一〇〇万円未満が五団体、一〇一万円以上二〇〇万円未満が四団体となる。運営費はこのほかに臨時収入として「寄付金」や「事業収益」がある。「寄付金」は会員に慶びごとがあったとき（例えば五年生存達成記念など）、その嬉しさをお金に表わして会に寄付する場合である。会員が亡くなったときには遺族から香典の一部が寄付される場合もある。「事業収益」はシンポジウム、音楽会、展覧会など大きなイベントを対外的に行なうときの収入である。

運営費の支出項目は、事務所賃借料（光熱費などの維持費を含む）、会報費（印刷費を含む）、会場費（定例会、講演会など）、謝礼費（講演会講師、顧問関係）、交際費（代表の活動費や他会との交際費、会員の慶弔費）、備品費、事業準備費、事務費、通信費などがあげられる。

これらの費目をもとに、平均的な一五〇人規模の患者会の運営費を試算してみた。

表11　患者会の機能

団体名	定置場所	電話相談	専属スタッフ	特定病院	ホスピスとの連携	在宅医療との連携	HP開設	会員数	会費	運営費(千円)
金つなぎ会	○	○	○	○	○	○		1300	0	0
岡山アンダンテ	○	○	○	○	○	○		120	1500	180
並木広場	○	○	○	○	○	○		24	3000	72
ゆずりは	○	○	○		○	○	○	230	1000	230
社団法人銀鈴会	○	○	○	○			○	1600	3000	4,800
NPO法人ファミリーハウス	○	○	○	○			○	600	2000	1,200
北九州がんを語る会	○	○	○		○	○		99	3000	297
いずみの会	○	○		○	○	○		50	3000	150
(財) がんの子供を守る会	○	○	○	○				3800	2000	7,600
NPO法人いずみの会	○	○	○				○	202	3000	606
新樹の会	○	○			○	○		100	3000	300
ガンと末期医療を考える会	○	○			○	○		240	2000	480
ソレイユ	○	○			○		○	407	4000	1,628
アルファ・クラブ	○	○	○					4600	2400	11,040
イデアフォー	○	○					○	520	4000	2,080
すくすく	○	○		○				180	1000	180
小舟会	○	○		○				58	0	0
若葉会	○	○		○				103	500	51.5
茨城よろこびの会	○	○					○	143	1000	143
佐賀・がんを語る会	○	○			○			97	2000	194
友愛会	○	○	*	○				170	2000	340
ひまわりの会	○	○						50	1500	75
青森県よろこびの会	○	○						80	2000	120
蕗のとう	○	○						180	2000	360
がんを考える「ひいらぎの会」	○	○	*					310	2000	620
虹の会	○	○						130	4800	624
支えあう会「α」	○	○						83	6000	498
共済アンダンテ	○		○					170	1500	850
みやぎよろこびの会	○		○				○	1100	1500	1,650
福井県喉友会	○					○		60	2000	120
山形まめの会	○							243	1000	243
ファミリーエージェンシー	○		*					120	5000	600
長野よろこびの会	なし	○						60	1000	60
たんぽぽ会	なし	○		○	○			55	2000	110
たんぽぽの会	なし	○		○				120	2500	300
暖流の会	なし							40	3600	144
どんぐりの会	なし	○			○	○		235	5000	1,175
テディベア・メーリングリスト	なし						○	300	0	0
石川よろこびの会	*		○					124	1000	124
宮崎虹の会	*	○	○		○			30	2000	60
フェニックスクラブ	*	○						450	2000	900

資料より、各項目の「あり」の回答を「○」で示した
＊印は無回答であるため分析数には含んでいない

事務所を都会で借り、六～八畳に簡易台所付き、役員会で一〇人程度が集まれる広さという条件にした。どんなに安く見積もっても八万円×一二カ月＝九六万円となる。これだけで平均年間予算を使ってしまうので、事務所賃貸料はやはり別格扱いである。事務所賃借料の費目を除いての試算は、表10のようになった。

合計額四五万九〇〇〇円を一五〇人で割ると会員一名当たりの運営費は三〇六〇円になる。仮に会員数五〇名で試算すると会費は八〇〇〇円にもなる（ただし通信費を五〇名規模に縮小する）。

この試算で事務所を構えるとなると、三〇〇〇円会費では六〇〇人の会員を必要とする（試算：人数増しによる費用増しとして、会報費はプラス二〇万円、通信費はプラス二〇万円を計上。さらに事務所賃貸料九六万円を運営費四五万九〇〇〇円に足すと、合計一八一万九〇〇〇円になる。これを三〇〇〇円で割る）。五〇〇〇円会費では三八〇人の会員を必要とする。

一五〇名規模の標準的会が、どこにも頼らず会員のみの力で、事務所を確保して専属スタッフ（無償ボランティア）を置くとなれば、会員の負担金は年間一万二六六六円にもなる。会にとって理想的な活動と現実の活動資金にはかなりのずれが生じていることが分かる。

(7) 患者会の機能

電話相談、専属スタッフ、特定病院との関わり、ホスピスとの連携、ホームページ（ＨＰ）開設の分析や関連をみるため、表11、表12、表13を作成した。

表11は、患者会がどのような機能を備えて活動をしているのかが一目で分かるように、資料の中で「あり」と回答された個所を「〇」で表わした。さらに「〇」の多い順にならべ、参考までに定置場所の有無（ありは〇）、設立年度、会員数と会費およびそこから割り出せる単純運営費を載せた。

「〇」の総数は一二四個となり平均して一団体三個となった。「〇」の総数が上限の六個に近いほど活動分野、活動

表12　患者会の各機能の集計と割合

	定置場所	電話相談	専属スタッフ	特定病院との関連	ホスピス連携	HP開設
団体数	32	33	14	11	14	8
%	78	80	34	26	34	19

表13　患者会の各機能とほかの機能との関連

（単位：%）

定置場所	電話相談	専属スタッフ	特定病院との関連	ホスピス連携	HP
●	84	37	34	31	21
81	●	33	33	42	21
85	78	●（※）	42	42	28
100	100	54	●	36	18
71	100	42	9	●	14
81	90	45	36	90	9
90	80	60	30	30	●
累計508	532	271	184	271	111

地域が広がっていると推察され、実際に規模の大きな全国支部展開をする会やＮＰＯ法人、社団法人などがここに含まれていた。また平均値以上に「〇」のあった一三団体をみると、その六〇パーセント（八団体）が九〇年代の設立で、ホスピスや在宅医療の関係などが充実し、時代や患者個人の求めるニーズに添う形が取られていることが分かる。

参考までに、表11における「〇」の分布状況を団体数とパーセントで（表12）に示した。

各項目の「〇」を一〇〇パーセントとして、表11で見る「〇」のばらつきを一覧で見られるようにした。●は「母数場所」を表わす。塗りつぶし数字はポイント累計（表13）。

表13は、例えば専属スタッフを置いている会はどのような機能・活動をしているかが、専属スタッフ●母数の欄を左右にたどるとみえてくる（※印の段、横一列参照）。

左方向では専属スタッフを置いている会の七八パーセントが電話相談を行ない、八五パーセントが定置場所を持っているとわかる。右方向では四二パーセントが特定病院との関連やホスピス連携があり、三五パーセントに在宅医療の連携がみられ、二八パーセントがインターネットにホームページ（ＨＰ）を開設している、とわかる。実際の団体数は、表12に示されている

表14　患者会が抱えるスタッフ人数の明細

団体	会員数	スタッフ人数合計	備考（数字単位：名）
QOL"輪唱"岡山・Andante	120	13	
（財）がんの子供を守る会	3,800	10	事務局1、事務職3、非常勤3 ソーシャルワーカー3
金つなぎの会	1300	10	
NPO法人 ファミリーハウス	600	9	事務局2、有料相談員7
NPO法人 いずみの会	202	5	常駐2、毎週常勤3
北九州がんを語る会	99	5	
アルファ・クラブ胃を切った人友の会	4,600	3	全員が常勤
（社）銀鈴会	1,600	3	
QOL"輪唱"共済アンダンテ	170	2	ナースが担当
みやぎよろこびの会	1,100	1	対がん協会の職員
ゆずりは	230	1	
石川よろこびの会	124	1	事務局が担当
宮崎虹の会	30	1	代表が担当
並木広場	24	1	

団体数にこのパーセントをかける。

患者会は、資金、会員数、必要性、地域性、会員の年齢数など会のそれぞれが持っている事情により、各項目のどの分野を優先させていくかはさまざまだろう。しかし、表13の縦のポイント累計（塗りつぶし数）から総体的に見ると、患者会はまず電話相談態勢を整え、定置場所を持ち、ホスピスとの連携を考慮した上で、専属スタッフを配置している。そのあと在宅看護との関連を考慮し、特定病院との関わりを持ち、最後にＨＰ開設をしていると読みることができる。

以上の三つの表を土台にして⑻～⑾を分析してみる。

⑻　電話相談

調査では詳しい内容回答の要請をしなかったが、任意に書き込んでくれた二八団体の内訳を見ると、「随時、不定期、適宜対応」など、「特に曜日を決めない」で電話相談をしているのが一四団体。「曜日を決めて」も一四団体で、その内訳は、週一回が四団体、月三回が一団体、土曜、日曜を除く毎日が四団体、年末年始を除くのみで年間を通して毎日電話相談を行なっているのが一団体となった。

保健婦、ソーシャルワーカーなど医療相談に応えられる者が対

表15　特定病院との関わり「あり」の分類

団　体	部　位	関わり理由	備　　考
いずみの会	総合	設立母体	河野胃腸外科病院に本部・旧胃腸ともの会
並木広場	総合	設立母体	加藤内科並木通り病院内、他の病院の患者も対象にしている
友愛会	乳房	設立母体	岐阜市民病院
若葉会	婦人科系子宮	設立母体	県立成人病センターのみ
すくすく	網膜芽細胞腫	設立母体	国立がんセンター中央病院・定例会も院内医師看護婦ボランティアあり
小舟会	総合	設立母体	札幌医科大学産婦人科教室と連携
（財）がんの子供を守る会	小児	支援を受ける	小児がん専門病院と治療研究機関をもつ医師多数参加
NPO法人ファミリーハウス	小児	支援を受ける	国立がんセンターと縁があるが、特定なものではない
金つなぎの会	総合	支援を受ける	ホスピス在宅看護との連携もあり
友愛会	乳房	支援を受ける	医師・看護婦が支援
（社）銀鈴会	喉頭	支援を受ける	機能回復の場。都内22の病院と連携

応している会や、待機する人数も数名から七名の専属スタッフを置く会など、さまざま体制がとられていた。これらは会員数や運営資金などに広い幅でばらつきがあり、電話相談が会の規模に特に左右されるような傾向は見られなかった。

相談は、ほとんどの会が会員と一般向けの両用を兼ねているが、一般からの相談者は後日に会を訪ねてくる率が高いそうだ。

電話相談をしない会は八団体（二四％）見られたが、その中の一団体はインターネット上の患者会で、会員同士が初めから電話回線という媒体で繋がり、会員の交流そのものに相談が含まれていると思われる。他の一団体は連絡場所が行政側にあるので、電話相談の窓口が設けづらいのではないか、と推測される。

電話相談以外の他の活動を一切しないのは三団体であった。その中の一団体は設立当初から会報やインターネットのみで全国の患者をつなげているものであり、ここではインターネットでのやり取りが電話相談の役目を果たしている。残りの二団体は大きな組織の一部として活動している団体であったから、他の活動は本部と一体化しているのかもしれない。

(9) 専属スタッフ

専属スタッフ「あり」は患者会全体の一四団体（三四％）、「なし」は二七団体（六六％）であった。

「あり」一四団体の患者会がどんな組織であるかを抽出してみると表14になった。

その結果、専属スタッフの人数は一名から一三名であった。最も多い一三名は、資料を見ると設立の目的が「患者の社会復帰を精神面、身体面の両面から支援する医療関係者の会」となっていて、医療関係者による支援で充実していると言える。専属スタッフ五名以上の会の中には、事務局員二名の他に有償の相談員七名を持つ会、またソーシャルワーカー三名・宿泊施設担当非常勤職員三名・事務職三名からなり、全国に一四の支部を持ち、顧問、役員の他に治療研究委員会を持っているなど大規模な法人もあった。それほど大規模でなく、医療機関依存もなかったものの、設立当初から多くのボランティアの協力で成り立っている（しかも支援者数が患者数を上回っている）会も見られた。行政機関を定置場所としているために行政の人が専属スタッフになっている場合もあった。

このように専属スタッフ「あり」の団体は同時に、会を側面から支える「支援」があることが多いということが分かる（表14の備考参照）。それゆえ表13からも見られるように「あり」の会はどの項目も平均値が高く、それぞれの連係がまんべんなく行なわれていることもわかる。また会員数六〇〇名以上の会は全て専属スタッフがいた。

「なし」と回答した会は二七団体（六六％）に及んだ。

「なし」の中には、リーダーが定職を持たない場合に専属スタッフの代わりをこなしている会が見られた。また規模の小さな会には、会員の体調如何によって会計係や事務局などにも人材不足がみられ、専属スタッフを持つには程遠い現状もあった。

表16　特定病院との関わり「なし」の回答中「あり」に変更可能な分類

	関わり理由	備　考
乳房	設立母体	中国中央病院内、支援者にナース医師薬剤師理学療法士あり
乳房	設立母体	協立病院、定例会も病院で。院内関係者による支援を受ける
消化器	設立母体	協立病院、定例会も病院で。院内関係者による支援を受ける
総合	情報提供ができる	必要に応じて情報提供はする
乳房	情報提供ができる	セカンドオピニオンにおいて
総合	紹介できる	ホスピス在宅ケア研究会と親しい関係
乳房	紹介できる	協力医師の勤務する病院は紹介する
総合	紹介できる	緩和ケアには深いつながりあり
乳房	支援を受ける	ただし県立病院、他に顧問医あり
消化器	支援を受ける	顧問医師8名、全国の病院3,100個所に会報送付して患者に回覧してもらっている
乳房	支援を受ける	講演会会場確保の関係で連携
喉頭	支援を受ける	機能回復の場の福井県立医科大学耳鼻咽喉科が賛助

⑽　特定病院との関わり

関わり「あり」は一一団体（二七％）、「なし」は三〇団体（七三％）であった。「あり」一一団体を資料内容から分類すると表⒂になった。

内訳は、関わりのある病院そのものが「設立母体」であるもの六団体、設立には関係ないものの、患者会の、活動において病院から便宜を図ってもらう「支援を受けている」団体は、五団体であった。

病院を設立母体とする内の一団体は、手術、治療を受けた患者のみが参加できる院内患者会であった。他の五団体は設立母体病院外の患者でも会員となることができる。

「支援を受ける」ために、特定病院との強いつながりを基本にして、患者の家族、遺族を生活面からもサポートできる支援体制を確立している会、ホスピス在宅看護としての連携に重点を置いている会、機能回復の訓練の場としている会などが見られた。

特定病院との関連・連携をもつ患者会のうちの九団体（八一％）が、定置場所や専属スタッフ、定例会の場所（またはその内のどれか）を提供されていた。会費項目の運営費を試算した中で、定例会や定置場所確保への支出は大きく、これらの項目の悩みも多かったことを考慮すると、「特定病院との関わり」で会に提供されるものは会の運営にとって非常に大きなメリットととれる。

他方「なし」と回答された資料を詳しく見ると、設立経緯や会の活動ＰＲなどから「あり」の分類同様「設立母体」や「支援を受けている」と見られるものがあったので抽出してみた（表16）。

「なし」と回答された中からも、「特定病院との関わり」が表16のように出てきたことは、設問の意味を「特定の病院からの患者しか入会できないか、否か」と取られた結果のようで、設問の仕方が不適切であったことをお詫びしたい。

この表16の中で「情報が提供できる」「紹介ができる」は、「特定の病院との関わり」とは言いがたいが、病院との連係という大きな意味でとらえられるので一覧に入れた。

その他の「なし」と回答されたうち一団体においては「特定病院・療法に関わらぬことがモットー」との記述があった。

⑾　**ホスピスとの連係**

ホスピス連係「あり」は一四団体（三四％）、「なし」は二七団体（六六％）であり、全般的にホスピスに関しての取り組みはまだ始まったばかりと言えそうな状況だ。

「あり」の内容を資料より抽出すると表17のようになった。

「あり」一四団体の内訳は、患者会活動にホスピスに関する活動が組み込まれ連係が取れているのは六団体、要請があれば紹介できる、にとどまるものは四団体、交流を図っているのみ、は一団体であった。残り三団体（＊印）の詳しい内容は読み取れなかった。部位別では「総合」と「乳房」のみであった。

患者会活動の中にホスピスとの連係が組み込まれ、確実に連係がとれていると見られる六団体は一九九〇年以降の

表17　ホスピスとの連係ありの内容

北九州がんを語る会	総合	活動	なかまホスピスケアの会を関連団体に持つ
佐賀・がんを語る会	総合	活動	佐賀ホスピスを進める会の中心メンバー
ゆずりは	総合	活動	日本ホスピス在宅研究会と親しい関係
宮崎虹の会	乳房	活動	宮崎ホスピスの会とともに活動中
ガンと末期医療を考える会	総合	連携	緩和ケア病棟と連携
岡山アンダンテ	乳房	連携	医療関係者の会、医師を通して連携
たんぽぽの会	総合	交流	交流あり
並木広場	総合	紹介	紹介できる
新樹の会	乳房	紹介	要請があれば紹介できる
ソレイユ	乳房	紹介	紹介できる
たんぽぽ会	乳房	紹介	要請があれば紹介できる
いずみの会	総合	*	*
金つなぎ会	総合	*	*
どんぐりの会	総合	*	*

設立に集中し、それらの所在地は九州・中国地方に限定されている。ちなみに関東圏以北の患者会でホスピスと連携しているところは皆無であった。

厚生省が一定の基準に照らして「緩和ケア病棟」と認定した全国三八カ所の病棟分布も、三六カ所（八一％）が関東圏以南にあり、以北はわずか二カ所（新潟県・長岡西病院、北海道・東札幌病院）である（『余命六ヶ月から読む本』ファイナルステージを考える会編、海鳥社、一九九八年による）。

関東圏以北における緩和ケア病棟の「少なさ」と患者会での取り組みの「皆無」についてはどんな原因・背景があるかは不明であり、今後の研究課題だ。

ホスピスとの連係に取り組むにあたっては、末期がん患者に対する対処が会の基本方針にない場合は緩和ケア病棟への目は向けづらいと思われる。なぜなら患者会に出向くことができる（行動できる）人が患者会活動のプログラムを考える人で、末期となった人は患者会に出向きづらく、その声はなかなか会には届きにくいからである。

(12)　ホームページ（HP）

開設は一九団体（四六％）であった。

HPの内容をみると、会の活動趣意説明、会の名称の由来、総会・

講演の案内、会報バックナンバーの目次紹介、ボランティア募集、講演議事録、患者体験談などが目立つ。これらはどの会にも共通している内容で、会のPR、会員数増員を目的にした部分とも言える。その他には会独自で行なっている活動の結果報告（臨床試験の実態・抗がん剤について、在宅ホスピスの活動についてなど）を兼ねて社会に公開し、啓蒙に活用している例もあった。

ＨＰにはｅメールアドレスを通じて問い合わせや意見を述べることができる。再発や転移で選択肢を迫られたときなど、参考意見を聞くことができる。また、「リンク」という、閲覧したHPについての関連情報をみることのできるシステムがある。患者会ＨＰからリンク先をピックアップしてみると、患者の権利法を作る会、キャンサーネットジャパン、他の患者会、がん専門病院の医療情報、医師向けのインターネットプロバイダの紹介、医学図書館の一般公開、日本の新聞記事情報、医学新聞、国際医学情報、などがあり、思わぬ情報を得られることがある。

野村総合研究所の二〇〇〇年九月の情報通信利用状況調査では、家にパソコンがある人の割合は五四・三パーセントに達し、インターネットにつなぐことのできる携帯電話も六二〇〇万台の普及率となった、とある。このような世情にあわせて、患者会でもＨＰは急速に浸透していくのではないかと思われる。

⒀　定例会とその内容

不定期を含む一回以下が一三団体（三一％）、隔月～毎月が二三団体（五六％）、週単位が五団体（一二％）となった。半数以上が隔月～毎月に定例会を行なっていた（表18）。

回数の最多は週単位で行なっていた四八～一〇〇回で機能回復訓練の場や病院の多目的室を会場にして患者の悩みの語り合い、相談などにも力を入れているところであった。ゼロ回の「定例会を行なわない」は、インターネットを媒体として会の運営がなされているところである。

定例会の内容は資料に詳しく書き込んでもらったが、定例会で行なわれている内容は会の活動そのものなので、以下は「活動内容」として整理したい。活動内容を資料編から各患者会の言葉で分類して表にした（表19）。

①と⑥は定例会の一般的イメージからすると異論のあるところだが、年間に定例会を一回しか開かない会の内容が①と⑥になった。⑥は対社会的な行動を実際に定例会の中で行なう場合（行動が定例会を兼ねる）である。

②③④は最も多かったもので、患者会として力を入れて実行されている部分であると言える。③の娯楽や、シンポジウムなどは定例会を振り替えて行なわれる場合が多い。催物は参加者の体力への配慮や準備などの関係で、実施にかなりの負担が伴うからである。

⑤は患者会に所属する際の個人的事情が一番関係する活動である。機能回復訓練を含む定例会は頻度も高い。インターネットが使える患者会では取り込んだ資料をファイルにして閲覧が可能だ。ファイルの貸し出しも行なっている。また定例会が病院内で行なわれる会は病院の医師が直接医療相談者になっているところもある。患者会の設立経緯や特色に合った受益内容が並んだ、と言える。

表18　定例会の開催状況

年間開催回数	団体数	備考（団体の特徴など）
0回	3	パソコン上に存在
1回	5	総会のみ
6回	10	
12回	13	
24回	3	機能回復訓練、相談
48～100回	2	機能回復訓練、相談・悩みの語り合い
不定期	5	団体の支部

⒁　会報

発行「あり」三六団体（八八％）、「なし」四団体（一〇％）、「無回答」一団体（二％）であった。「なし」の回答内容は会員が少なく高齢者中心の会、インターネット上にある患者会などであった。

会報発行は会の運営の中で一番手間とお金のかかる作業である。たとえばほぼ隔月に会報を出している会の平均値を算出したところ、会員数四〇七名、運営費一三五万円、会費がおよそ三三〇〇円である。毎月会報を出している会は、運営費が倍の二〇〇万円になっている（表20参照）。

参考までに会報の制作料金体系は平均的な線で、「A３用紙両面印刷、二つ折りにして八ページの会報、写真二枚あり、一五〇部」で、会報一回発行で表21の通りである。

試算からは印刷業者に頼んだ隔月発行の会報は年間五万円×六回＝三〇万円かかることになり、それだけで平均年間運営費の三分の一を使うことになる。更に編集の企画、割付、校正などで集まる場合の会場費などを加えると、それ以上にかさむ。

会報発行と定例会との回数における相関関係も考察してみた（表22）。

（※①）会報が定例会を下回るところが半数以上を占め一二団体（五一・二％）であった。患者会の半数が会報よりも、対面による交流（定例会）に重点を置いていることがわかる。発行頻度の平均値は定例会一二回に対して会報三回となった（定例会を機能回復訓練の場として年間一〇〇回に及ぶ会を開いているところは、特殊と考えて除外した）。

（※②）会報と定例会が同数であるところは四団体（九・八％）であった。その内訳は一二＝一二が二団体、六＝六が一団体、〇＝〇が一団体（インターネット上の患者会）で、平均値は七・五回であった。

※①と※②は定例会があるごとに随時、または定例会二、三回につき一回の割りで会報発行があり、定例会の内容を会員に発信するため、また会としても記録の意味で定例会と会報が連動して作られていると思われる。

（※③）会報が定例会を上回るところは八団体（一九・五％）であったが、発行頻度はそれほど多くなく月一回、年間一二回にとどまっている。内訳は会報が定例会よりもわずかに上回るところが二団体、会報の発行回数が定例会の二倍のところが二団体、残り四団体は定例会を全く持たないか、また総会のみと回答されたところであった。

人的、金銭的に大変な会報発行であるが、会報は闘病記録をはじめとして、定例会記録、講演記録、講演会のお知らせ、がん関連本の紹介、会が推進している活動の状況、亡くなった会員への追悼記、遺族からの寄稿など、会が培ってきた多くの情報が詰まっていて貴重なものである。記録の意味合いは当然のことながら、会報を楽しみにしてい

表19　活動内容の分類

①	役員会的な部分も含む会の方向性の検討	総会、事業内容の検討、事務打ち合わせ、行事の打ち合わせや計画など、議題を決めて討論
②	会員相互の話し合い	近況報告、懇談会、雑談会、交流会、病歴自慢、体験談発表 情報交換、意見交換、テーマ別グループ別トーク、グループアプローチによる情報交流、相談
③	娯楽	交歓会、交流会、懇親会、新年会、食事会 生きがい登山、旅行、観梅会、お花見、クリスマス会
④	勉強会	講演会、医療者や宗教家を含む講演会 生きがい療法、がんフォーラム、テーマ別学習会
⑤	個別的受益	発声訓練、情報提供、資料貸し出し、医療者を講師にしての医療相談、医療専門家のレクチャーとアドバイス、3B体操、カウンセリング、ヒーリング、相談
⑥	対社会的行動	病室慰問

表20　会報の年間発行数と各関連

会報発行回数	団体数	会員数平均（名）	会員×会費の単純運営費の平均（円）	会員の会費単価平均（円）
0	4（10％）	119	18,000	151
2	4（10％）	404	273,500	676
3～4	9（22％）	49	683,285	1,385
5～7	7（17％）	407	1,351,000	3,319
12	7（17％）	855	1,963,851	2,296
不定期	9（22％）	199	305,388	1,534
無回答	1（2％）	*	*	*

表21　会報の費用

印刷業者にすべて頼む	印刷作業	印刷用フイルムから版に焼き付ける	3～4万円	合計5万円程度
	丁合い作業	折ったり、組んだりする	1万円程度	
印刷業者に頼むけれど丁合いは自分でする				合計3～4万円
すべてを自分たちの手作業でする	印刷作業	ワープロで原稿を起こして、コピー機使用A3両面2枚80円	1万5000円程度	合計1万5000円

表22　定例会と会報の関係

	平均値	団体数	備考
定例会＞会報	12＞3	21（51.2％）	※①
定例会＝会報	7.5＝7.5	4　（9.8％）	※②
定例会＜会報	3.75＜9	8（19.5％）	※③
無回答・不定期	—	8（19.5％）	

表23　民間医療持ち込み

（単位団体）

禁止	29（71％）
自由	10（24％）
条件付き	2（5％）

る会員も少なくない。

⒂　民間医療持ち込み

全体の七一パーセントが禁止、自由は二四パーセントであった。自由とも禁止ともとれる「条件付き」の会は二団体あり、「会員個人の自由な選択は認めざるをえない」「現物持ち込み禁止だが話題は自由」という但し書きがあった。

「禁止」の方針をとる会のいくつかに理由を聞いてみた。結果は、会員を装い業者が売り込みにくる、まがい物に振り回される可能性がある、会の方針として宗教、特定療法など、偏ったものを持ち込まないとの原則に沿ってなどであった。

民間医療は代替医療の中に含まれるかあるいは同義語ともされる。食品（お茶、キノコ、柿の葉、植物の根など）、気功、温泉、免疫療法、インドや中国に伝承される民間医療などがあり、西洋医学からみて認められていないものをさす。しかし、米国ではすでに九〇年代の初めに国立衛生研究所に代替医療局が設けられて研究が進められている。日本でも九七年に「日本代替医療学会」が発足している（二〇〇〇年四月より「日本補充代替医療学会」と改称）。

私個人の見方では、被害防止に一定の歯止めを掛けた上で、西洋医学では対処できない会員のためにそれなりの配慮をしてもいいのではないかと思う。民間医療でがんが治らないと言いきれる科学的根拠もないからである。擬薬（プラシーボ）でも免疫が高まることは証明されている。

全国のがん患者会

〔凡　例〕

・表における＊印は無回答を表わす。

・「子宮・卵巣がんのサポートグループ　あいあい」は設立後間もなかったので集計・分析には含まれていない。

・集計年月日は二〇〇〇年七月から二〇〇一年一月。

小舟会

〒〇〇四―〇八六五　北海道札幌市清田区北野五条三丁目一六―一　不破方
☎／FAX〇一一―八八一―〇〇〇四
代表者　不破文子

❏設立年月日　一九六七年六月
❏会員数（男女比、患者・家族・遺族比）　五八名（男二名、女五六名）患者のみ
❏協力・援助・ボランティア　＊
❏部位別　総合
❏単部位でない会は分布別を記入　子宮四七名・乳房八名・甲状腺一名・胃一名・大腸一名
❏会の定置場所の有無　事務局‥（財）北海道対がん協会内　〒〇六五―〇〇二〇　札幌市東区北二六条東一四丁目一―一五
❏会のためだけに動く専属スタッフの有無　なし
❏会の組織図　会長、副会長一名、監事二名、支部一個所（北見市）
❏電話相談の有無　あり（不定期で会員及び一般希望者に対して）
❏定例会　年一回
❏定例会を主に開催する所在地　札幌市北見支部は北見市
❏定例会の内容　会員の近況報告と相談
❏会報の有無　記念誌（十五年誌、二〇年誌、二十五年誌、三十年誌）
❏会費　なし

❑特定病院との関わりの有無　札幌医科大学産婦人科教室
❑ホスピスとの連携　なし
❑在宅看護との連携　なし
❑民間療法の持ち込み　なし
❑HPの有無　なし
❑全国展開の有無　全国よろこびの会 北海道支部に所属

◆PR◆

小舟会の名称の由来は、大海に浮かぶ小舟の如く不安と悩みを語り合い、共に支え合って乗り切って行こうということから命名されました。会員は検診等により、がんを発見され難病を克服したことを身をもって体験しました。その生きる喜びを感謝して、検診による早期発見・早期治療の大切さを訴えています。

青森県よろこびの会

〒〇三〇―〇九六二　青森県青森市佃二―一九―一二（財）青森県総合検診センター内
☎〇一七―七四一―二三三八　FAX〇一七―七四一―二三八六
代表者　盛秀秋　〒〇三八―二八―二　青森県西津軽郡森田村下相野字住野蔵二〇
☎／FAX〇一七七―四一―二三三六

❑設立年月日　一九八四年四月
❑会員数（男女比、患者・家族・遺族比）　六〇名（男性一八名女性四二名）
❑協力・援助・ボランティア　特になし
❑部位別　総合
❑単部位でない会は分布別を記入　＊
❑会の定置場所の有無　あり、事務局は（財）青森県総合検診センター内
❑会のためだけに動く専属スタッフの有無　なし
❑会の組織図　会長、副会長二名、理事若干名、監事二名
❑電話相談の有無　あり。随時。主に事務局で受け、必要に応じて会員を紹介
❑定例会　あり。不定期
❑定例会を主に開催する所在地　＊
❑定例会の内容　役員会　総会　研修会
❑会報の有無　あり。不定期発行
❑会費　年会費二〇〇〇円、入会金無料、ビジター無料

❏特定病院との関わりの有無　なし
❏ホスピスとの連携　なし
❏在宅看護との連携　なし
❏民間療法の持ち込み　なし
❏HPの有無　なし
❏全国展開の有無　全国よろこびの会青森県支部

◆PR◆

＊特になし

◎宮城県仙台市

みやぎよろこびの会

〒九八〇―〇〇一一　宮城県仙台市青葉区上杉六―二―八一（財）宮城県対がん協会内
☎〇二二―二六三―一五二五　FAX〇二二―二六三―一五四八
代表者　田村温義

❏設立年月日　一九六八年九月
❏会員数（男女比、患者・家族・遺族比）一一〇〇名（およそ男性六〇％、女性四〇％）
❏協力・援助・ボランティア　なし
❏部位別　総合
❏単部位でない会は分布別を記入　消化器系七〇％、婦人科系三〇％
❏会の定置場所の有無　あり。（財）宮城県対がん協会内
❏会のためだけに動く専属スタッフの有無　あり。宮城県対がん協会の職員一名が事務局を担当している
❏会の組織図　会長他副会長五名、理事一二名、監事二名、支部長（市町村ごとに支部を組織している）
❏電話相談の有無　なし
❏定例会　九月に定期大会を開催。支部ごとに総会、研修会等を開催（随時）
❏定例会を主に開催する所在地　仙台市。支部の集会はおもに公共施設（保険センターなど）
❏定例会の内容　総会、記念講演、交歓会
❏会報の有無　支部ごとに発行
❏会費　年会費一五〇〇円
❏特定病院との関わりの有無　類似団体との情報交換は多少あり

❏ホスピスとの連携　なし
❏在宅看護との連携　なし
❏民間療法の持ち込み　なし
❏ＨＰの有無　http://www.mmjp.or.jp/cancer/news/news417.htm
❏全国展開の有無　全国よろこびの会宮城県支部

◆ＰＲ◆

本会は宮城県対がん協会の検診及びその他の医療機関によって疾患を発見され、治療を受けた後、満一年以上経過した者で組織しており、一人でも多くの人々が、最新の医学の恩恵を受けるように助言指導している（がん検診受診を訴え、早期発見・早期治療の重要性を啓蒙している）。

◆出版

『すばらしい今日――ガン体験手記集』みやぎよろこびの会発行、一九七七年
『すばらしい明日――がん体験者がつづる素朴な療養編』みやぎよろこびの会発行、一九八四年
以上非売品
『すばらしい明日―がん克服体験記集』みやぎよろこびの会結成三〇周年記念事業実行委員会、一九九九年（送料別一冊八〇〇円）

◆その他のメッセージ

時代の流れ（プライバシー等）からか会員数も頭打ちになっており、年々会員の高齢化が進んでいる。県内に四三支部結成されている（二〇〇〇年三月一日現在）が、解散予定、活動休止の支部もあり、活動は停滞気味になっている。

◎山形県山形市

山形まめの会

〒九九〇―九五八一　山形県山形市蔵王成沢字久保田二六一七―四（財）山形県結核成人病予防協会内　☎〇二三―六八八―八三三三　FAX〇二三―六八八―三七三四
代表者　猪口孝一

❑設立年月日　一九八一年九月
❑会員数（男女比、患者・家族・遺族比）　二四三名（男性一六〇名、女性八三名）
❑協力・援助・ボランティア　なし
❑部位別　総合
❑単部位でない会は分布別を記入　胃（八一・一％）、乳房（五・三％）、子宮（四・五％）、腸（二・九％）、他（六・二％）
❑会の定置場所の有無　あり。事務局は（財）山形県結核成人病予防協会内
❑会のためだけに動く専属スタッフの有無　なし
❑会の組織図　会長、副会長二名、幹事若干名、監事三名、任期二年
❑電話相談の有無　なし
❑定例会　年一回総会を開催
❑定例会を主に開催する所在地　山形市内
❑定例会の内容　総会、講演等
❑会報の有無　年三回発行、無料
❑会費　年会費一〇〇〇円、入会金なし

❏特定病院との関わりの有無　なし
❏ホスピスとの連携　なし
❏在宅看護との連携　なし
❏民間療法の持ち込み　特に規則なし
❏ＨＰの有無　なし
❏全国展開の有無　全国よろこびの会山形県支部

◆ＰＲ◆

健康管理の大切さ、検診の重要性、早期発見、早期治療の大切さを訴え、がん等による犠牲を減らすこと。会を通して術後の塞ぎがちな気分を放ち、会員相互の親睦を図りながら、同様な体験をした会員同士、術後の健康管理について情報交換を行なう。

◆出版

体験記集「まめで達者で」一九八三年と一九八七年発行（ただし在庫無し）

◎福島県福島市

がんを考える「ひいらぎの会」

〒九六〇―八二五四　福島県福島市南沢又字河原前二九―五　小杉方
☎／FAX〇二四―五五八―〇九一六
代表者　小形武

❏設立年月日　一九九四年二月
❏会員数（男女比、患者・家族・遺族比）　三一〇名（県内二六〇名、他県五〇名）
❏協力・援助・ボランティア　＊
❏部位別　総合
❏単部位でない会は分布別を記入　＊
❏会の定置場所の有無　あり。代表者宅
❏会のためだけに動く専属スタッフの有無　＊
❏会の組織図　世話人
❏電話相談の有無　あり、不定期
❏定例会　年間四～六回
❏定例会を主に開催する所在地　福島市
❏定例会の内容　講演会、交流会、生きがい登山など
❏会報の有無　毎月一回発行
❏会費　年会費二〇〇〇円
❏特定病院との関わりの有無　なし

❏ホスピスとの連携　なし
❏在宅看護との連携　なし
❏民間療法の持ち込み　自由。ただし宣伝販売につながる行為は厳禁
❏ＨＰの有無　http://www.fmu/ac.jp/home/kanwa/fami/hiiragi/hiiragi.htm
❏全国展開の有無　なし

◆ＰＲ◆

＊無記入

◆出版

『一人で苦しまなくっていい』大島透著、中央公論社
『柊の花』一二〇〇円、『がん……その予防と免疫力』六〇〇円、『卒業』一〇〇〇円
（いずれもひいらぎの会発行冊子）

茨城よろこびの会

〒三一〇—八五〇一　茨城県水戸市笠原町上組四八九—五（財）茨城県総合検診協会内
☎〇二九—二四一—〇〇一一
会長　安島光二　〒三一〇—〇八三六　茨城県水戸市元吉田一〇四一—四サンビル五F
☎〇二九—二四六—二七〇七

❑設立年月日　一九八四年六月
❑会員数（男女比、患者・家族・遺族比）　一四三名（全員患者・体験者）
❑協力・援助・ボランティア　一三名
❑部位別　総合
❑単部位でない会は分布別を記入　＊
❑会の定置場所の有無　あり。会長勤務場所
❑会のためだけに動く専属スタッフの有無　なし
❑会の組織図　会長、副会長、幹事、監事
❑電話相談の有無　あり。誰でも土曜日曜以外の九時～十七時
❑定例会　あり
❑定例会を主に開催する所在地　水戸市
❑定例会の内容　総会、役員会、がん相談、がんフォーラム
❑会報の有無　年四回、会員のみ、無料
❑会費　年会費一〇〇〇円

❏特定病院との関わりの有無　なし
❏ホスピスとの連携　なし
❏在宅看護との連携　なし
❏民間療法の持ち込み　なし
❏ＨＰの有無　http://www.net-ibaraki.ne.jp/bmcop
❏全国展開の有無　全国よろこびの会茨城県支部

◆ＰＲ◆

一、どんな相談でも親身に
二、学問的な場合は専門家に
三、我が身は自分で守る（①異常を感じたらすぐ対応、②定期的にチェックをする）
四、反省と再出発
五、常に豊かな心

◆**出版**

会の自費出版があります。無料にて配布

◆**その他のメッセージ**

出会いを大切にしている。特に医療の面に関して会は良き出会いに何が出来るかを考えている。

たんぽぽの会　がん患者と家族の会

〒三二一―〇九四四　栃木県宇都宮市東峰町三〇二九番地五三　床井方
☎〇二八―六六三―六三九〇
代表者　床井和正

❑設立年月日　一九八九年三月
❑会員数（男女比、患者・家族・遺族比）　一二〇名（男三〇名、女九〇名）
❑協力・援助・ボランティア　四五名（特にボランティアは募っていない）
❑部位別　総合
❑単部位でない会は分布別を記入　乳房一五名、胃一一名、大腸六名、他七名
❑会の定置場所の有無　なし（代表、世話人それぞれの住所で活動）
❑会のためだけに動く専属スタッフの有無　なし
❑会の組織図　本部、支部（宇都宮、小山）
❑電話相談の有無　あり。会員の活動による
❑定例会　月一回
❑定例会を主に開催する所在地　宇都宮市、小山市
❑定例会の内容　体験談、医療者・宗教家の講演を中心に
❑会報の有無　あり。毎月発行
❑会費　年会費二五〇〇円、例会参加費三〇〇円
❑特定病院との関わりの有無　特定病院、療法に関わらぬことがモットー

❏**ホスピスとの連携**　特別の関係をもたないが、交流あり
❏**在宅看護との連携**　特になし
❏**民間療法の持ち込み**　禁止
❏**ＨＰの有無**　なし
❏**全国展開の有無**　なし

◆**ＰＲ**◆

病気部位、会員資格、入退会に制約を設けず自由・平等であること。そして政治、宗教、医療などにおいて特定団体に付属せず、がん体験者と理解者による自立・自律の活動。「押し付けでなく本人の意思による活動」「より充実した生活、人生のために学び・遊ぶ」「経験から得たものを分かち合い、支え合いながら人生の質を高める」を無理なくマイペースで実現する。

◆**出版**

『会報集』一号～三号
『生きて還りぬ』原啓一著、一九九三年、集英社
『去り逝くひとへの最期の手紙』上之二郎・鳥海美奈子著、一九九六年、集英社

群馬県前橋市

ひまわりの会

〒三七一—〇〇〇五　群馬県前橋市堀ノ下町一六—一（財）群馬県健康づくり財団業務部企画普及課内　☎〇二七—二六九—七八一二
代表者　塚本脩治　〒三七一—〇八二三　前橋市川曲町二一三—九　☎〇二七—二五三—八五七四

❏設立年月日　一九八〇年九月
❏会員数（男女比、患者・家族・遺族比）　会員四六名、準会員四名
❏協力・援助・ボランティア　なし
❏部位別　総合
❏単部位でない会は分布別を記入　＊
❏会の定置場所の有無　あり。事務局（財）群馬県健康づくり財団業務部企画普及課内
❏会のためだけに動く専属スタッフの有無　なし
❏会の組織図　会長、副会長、幹事会、監事、計一五名
❏電話相談の有無　がん征圧月間行事として三日間実施
❏定例会　年五回
❏定例会を主に開催する所在地　＊
❏定例会の内容　事業内容等の検討
❏会報の有無　あり
❏会費　年会費一五〇〇円　入会金なし

❏特定病院との関わりの有無　なし
❏ホスピスとの連携　なし
❏在宅看護との連携　なし
❏民間療法の持ち込み　なし
❏ＨＰの有無　なし
❏全国展開の有無　全国よろこびの会加盟

◆ＰＲ◆

本会の運営は従来事務局を担当している（財）群馬県健康づくり財団職員が中心となり行なってきたところであるが、会の充実を図るため本年度より各役員の責任分担制を導入した。現在数カ月経過したところであるが、会の運営も活発になり今後の発展が期待される。将来的には全て会員により運営することを目標としている。

◆出版

『笑顔のひまわり』第一号（一九八四年）、第二号（一九八九年）、第三号（一九九九年）
いずれも「ひまわりの会」発行

◎千葉県千葉市

支えあう会「α」

〒二六三―八五二二　千葉県千葉市稲毛区弥生町一―三三　千葉大学法経学部高齢化社会環境情報センター内　☎／FAX〇四三―二九〇―三六五六（活動日のみ）
代表者　土橋律子

❑設立年月日　一九九四年三月
❑会員数（男女比、患者・家族・遺族比）　八三名（男性三割、女性七割）
❑協力・援助・ボランティア　賛助会員二〇名。ボランティアは必要時に緩やかに連携
❑部位別　総合
❑単部位でない会は分布別を記入　常に変動するので分類はしていません
❑会の定置場所の有無　あり。千葉大学法学部高齢化社会環境情報センター内
❑会のためだけに動く専属スタッフの有無　なし
❑会の組織図　世話人制
❑電話相談の有無　あり。第一・三水曜日（十時～十二時、十四時～十六時）
❑定例会　毎月一回　第一日曜日（十三時～十六時）
❑定例会を主に開催する所在地　千葉大学法経学部高齢化社会環境情報センター
❑定例会の内容　体験の分かち合い、テーマ別学習会、講演会等
❑会報の有無　年四回発行
❑会費　年会費六〇〇〇円、入会金一〇〇〇円
❑特定病院との関わりの有無　なし

❑ホスピスとの連携　必要に応じて
❑在宅看護との連携　なし
❑民間療法の持ち込み　なし
❑ＨＰの有無　なし
❑全国展開の有無　なし

◆ＰＲ◆

同じような体験を持つ者同士、という共感だけでなく、会員相互が語り合い、学びあうことで病をとおして個人としての生き方や、自分のあり方を探るための、場所や情報を提供していく。がんや医療、福祉等に関する本が一〇〇〇冊以上、その他、ビデオや他団体の情報等の資料も貸し出している。生・老・病・死についてきたんなく話せる場であるように心がけている。

◎東京都江東区

財団法人　がんの子供を守る会

〒一三六—〇〇七一　東京都江東区亀戸六—二四—四　ＡＦＬＡＣペアレンツハウス内
☎三六三八—六五五一　FAX三六三八—六五五三　相談専用　☎三六三八—六五五二
E-mail　noaomi@ccaj-found.or.jp
理事長　垣水孝一

❏設立年月日　一九六八年十月
❏会員数（男女比、患者・家族・遺族比）　三八〇〇名
❏協力・援助・ボランティア　治療終了、子どもを亡くした会員、一般のボランティア
❏部位別　小児
❏単部位でない会は分布別を記入　＊
❏会の定置場所の有無　あり
❏会のためだけに動く専属スタッフの有無　事務局長一名、事務職員三名、ソーシャルワーカー三名、宿泊施設担当者
❏常勤職員三名会の組織図　名誉顧問、顧問、理事長、理事、監事、専門医、事務局、治療研究委員会、全国登録委員会、療養援助委員会
❏電話相談の有無　あり。平日十〜十七時まで。週一回医療相談
❏定例会　総会年一回　六月
❏定例会を主に開催する所在地　＊
❏定例会の内容　＊
❏会報の有無　＊

❑**会費**　普通会員年会費二〇〇〇円、賛助会員一万円
❑**特定病院との関わりの有無**　小児がん専門病院と関わりあり
❑**ホスピスとの連携**　特になし
❑**在宅看護との連携**　特になし
❑**民間療法の持ち込み**　不可
❑**ＨＰの有無**　＊
❑**全国展開の有無**　全国一四支部

◆ＰＲ◆

当会では小児がんの子供とその家族が直面している問題や悩みを軽減するために、次の活動を行なっています。★治療研究助成事業（小児がんに関する治療の更なる進歩を願い、専門医師・研究者に研究費の助成を行なっています）。★小児がん全国登録事業（小児がんの原因を解明するために患者の登録を行なっています）。★相談事業（小児がんに関するあらゆる相談を行なっています。また、医師による医療相談も行なっています。相談は面談・文書・ファクスで受け付けます。秘密は守ります）。★療養費援助事業（小児がんの医療費は公費負担となっていますが、治療期間の延長に伴う間接医療費など、経済的負担は少なくありません。当会では次のような経済的援助を行なっています）。①一般医療費援助、②特別療養費援助。★支部活動（より身近な地域で仲間同士、関係者との交流を図っています）。★公報活動（関係者のより一層の理解と一般社会の偏見をなくすために会報「のぞみ」やパンフレットをとおして、働きかけています）。★当事者の会「フェロー・トゥモロー」（病気告知を受けている患者本人が〝仲間とともに明日を〟という思いを込めて発足した会です。定例会、親睦会等の集まりを持ち、幅広い活動をしています）。

◆出版

『がんとたたかう子とともに』一九九一年、『子どものがん』一九九四年、『小児がん患児とその家族の支援に関するガイドライン』二〇〇〇年。いずれも（財）がんの子供を守る会発行

東京都中央区

NPO法人　ファミリーハウス

〒一〇三—〇〇〇一　東京都中央区日本橋小伝馬町一一—九　住友生命日本橋小伝馬町ビル五F　☎〇三—三六三九—二二四六　FAX〇三—三六三九—二二四八

代表者　大平睦郎

❏設立年月日　一九九一年十一月　ただし、NPO法人としては一九九九年十二月

❏会員数（男女比、患者・家族・遺族比）　約六〇〇名。会員は会の趣旨に賛同した一般市民

❏協力・援助・ボランティア　理事長は国立がんセンター中央病院小児科医長。他に看護婦長、看護学校師などがいます

❏部位別　あらゆる小児慢性疾患が対象

❏単部位でない会は分布別を記入　＊

❏会の定置場所の有無　あり。所在地に同じ

❏会のためだけに動く専属スタッフの有無　専従事務局二名、委嘱された謝金のある相談員七名

❏会の組織図　＊

❏電話相談の有無　あり。一般向け、専属スタッフ七名

❏定例会　理事会、ワーキンググループ各月一回

❏定例会を主に開催する所在地　理事会は国立がんセンター内会議室、ワーキンググループは本会事務所

❏定例会の内容　会務に関する協議事項の審議

❏会報の有無　年四回発行。会員に無料配布

❏会費　年会費正会員二〇〇〇円、後援会員一〇〇〇円

❏特定病院との関わりの有無　国立がんセンターと縁がありますが、特定のものではありません
❏ホスピスとの連携　なし
❏在宅看護との連携　なし
❏民間療法の持ち込み　禁止
❏ＨＰの有無　//plaza 13mbn.or.jp/˜ familyhouse●ＮＰＯファミリーハウス http://www3.famille.ne.jp/˜ hoshi/link.htm●
❏全国展開の有無　ファミリーハウス全国ネット会議を毎年開催

◆ＰＲ◆

なし

蕗のとう

〒一八六―〇〇〇三　東京都国立市富士見台二―三五―一一　東京ＹＭＣＡ医療福祉専門学校内　☎〇四二―五七七―五五二一　FAX〇四二―五七七―五五〇六
代表者　武藤喜一郎

❏設立年月日　一九九九年一月
❏会員数（男女比、患者・家族・遺族比）　一八〇名
❏協力・援助・ボランティア　＊
❏部位別　総合
❏単部位でない会は分布別を記入　＊
❏会の定置場所の有無　あり。東京ＹＭＣＡ医療福祉専門学校内
❏会のためだけに動く専属スタッフの有無　なし。但し、ＹＭＣＡ職員の担当者が応対する
❏会の組織図　会長・副会長・会計・理事・監事・顧問・相談役・世話人
❏電話相談の有無　なし
❏定例会　毎月第三土曜日（八月を除く）
❏定例会を主に開催する所在地　東京ＹＭＣＡ会館内
❏定例会の内容　講演と、無作為あるいは疾患部位別小グループによる話し合い
❏会報の有無　毎月発行
❏会費　年会費二〇〇〇円（年度は一月～十二月）
❏特定病院との関わりの有無　なし

❏ホスピスとの連携　なし
❏在宅看護との連携　なし
❏民間療法の持ち込み　なし
❏ＨＰの有無　なし
❏全国展開の有無　なし

◆ＰＲ◆

本会は、非営利の会員制グループで、がん患者とその家族が、親睦と交流を深め、常に前向きに生きるよう、相互に助け合い支え合うことを目的としています。具体的には、会員同士が話し合うことで、生き方や医療等に関する体験を学ぶこと、外部講師を招き、勉強会を行なうこと、会報によって情報を共有することをその趣旨としています。

◎東京都中野区

新樹の会

〒一六四―〇〇一四　東京都中野区南台三―二六―一二―四〇二　今井方
☎／FAX〇三―三三八三―五二〇七
代表　今井俊子

❏設立年月日　一九八七年
❏会員数（男女比、患者・家族・遺族比）　一〇〇名（女性のみ、すべて患者）
❏協力・援助・ボランティア　ボランティアはなし
❏部位別　乳房
❏単部位でない会は分布別を記入　＊
❏会の定置場所の有無　あり。代表者宅
❏会のためだけに動く専属スタッフの有無　なし
❏会の組織図　会長、副会長、書記三名、会計二名、監査一名。役員の任期は支障がある場合のみ変更する
❏電話相談の有無　あり。一般向け、会員向けともに随時相談を受けている
❏定例会　年二回
❏定例会を主に開催する所在地　講演会会場（佼成病院）東京都中野区弥生町五―二五―一五
❏定例会の内容　医学的内容の講演会＋懇談会、一月新年会、四月一泊温泉旅行、十月食事会
❏会報の有無　年二回。会員は無料配布、会員外は送料のみ負担
❏会費　年三〇〇〇円
❏特定病院との関わりの有無　特にないが講演会会場の都合で現在は佼成病院としている。参加は部外者も可

❏ホスピスとの連携　要請があれば、全国リストがあるので行なう用意はある
❏在宅看護との連携　要請があれば紹介できる
❏民間療法の持ち込み　会としては取り上げない方向である
❏ＨＰの有無　現在はないが近々開設予定
❏全国展開の有無　なし

◆ＰＲ◆

新樹の会はガラス張りの運営を目指し、会員に公表することを旨とする。患者会である以上は温かく、明るくを大切にしようと心がけている。この会の特徴は入院中の乳がん患者への訪問活動を行なっていることである。教育された会員がボランティアとして入院患者の要請に応じて活動を開始する。全国にさきがけて組織的活動としたのがこの会の特徴である。訪問活動の目的は、乳がん患者の精神的安定をはかり、人間性復活である。

◆出版物：

『乳癌患者の会　新樹　一〇年のあゆみ』新樹の会編集委員会、一九九七年、二〇〇〇円

◎東京都文京区

イデアフォー

〒一一二―〇〇一一　東京都文京区千石四―四六―一四　青山ビル三〇一
☎／FAX〇三―三九四四―八一九八
代表者なし　世話人一一名による合議制

❏設立年月日　一九八九年
❏会員数（男女比、患者・家族・遺族比）五二〇名。乳がんや他のがんが八割、医療従事者・メディア・一般が二割
❏協力・援助・ボランティア　＊
❏部位別　乳房
❏単部位でない会は分布別を記入　＊
❏会の定置場所の有無　事務所あり・右記住所
❏会のためだけに動く専属スタッフの有無　一一人の世話人が中心となり無償で活動している
❏会の組織図　代表・会長は置かず、世話人、副世話人、地方世話人の組織をとっている
❏電話相談の有無　あり。一般にも無料で、年末年始を除く。数人のスタッフが交代で担当
❏定例会　毎月第二土曜日
❏定例会を主に開催する所在地　東京都文京区千石の事務所
❏定例会の内容　活動催し物の議事にそって進行、会計・渉外・通信・会員・電話相談担当から連絡事項
❏会報の有無　年四回『イデアフォー通信』発行
❏会費　入会金一〇〇〇円、年会費四〇〇〇円
❏特定病院との関わりの有無　なし

❏ホスピスとの連携　なし
❏在宅看護との連携　なし
❏民間療法の持ち込み　禁止
❏ＨＰの有無　http://www.ideafour.org
❏全国展開の有無　なし

◆ＰＲ◆

代表を置かずに、一一人の世話人による合議制をとっている。各世話人の責任は大きく、会のポリシーにそって各自の能力と時間を会に提供している。「患者が自律性をもって医療を変えていこう」というイデアフォーが、民主的な運営をするのは当然のこと。合議制により、世話人間で十分に議論がなされ、会の活動も非常に活発になっている。

◆出版物

『乳がん・乳房温存療法の体験』イデアフォー編、時事通信社、一九九三年
『私が決める乳がん治療』近藤誠・イデアフォー共著、三天書房、一九九七年
『乳がん治療・日本の医療 イデアフォー講演録』イデアフォー編集発行、一九九九年
『乳がん治療に関する病院＆患者アンケート』イデアフォー編集発行、一九九九年

◆その他のメッセージ

イデアフォーは一九八九年、乳がんを乳房温存療法で治療した患者が中心となり、よりよい医療の実現をめざして発足しました。会の設立当時、わずかな情報の中から温存療法にたどり着き、それを選択するのは容易なことではありませんでした。私たちは医療情報の乏しさ、医療の閉鎖性を痛感し、インフォームド・コンセントの推進を第一の目標に活動を始めました。それから十一年間、医療情報の提供を中心に活発な活動をしてきました。インフォームド・コンセントも少しずつではありますが普及してきました。「患者が変われば医療は変わる」。イデアフォーはこれからも患者本位の医療をめざして、他の市民団体と手を携えながら活動していきます。

社団法人　銀鈴会

〒一〇五―〇〇〇四　東京都港区新橋五―七―一三　ビューロ新橋九〇一
☎〇三―三四三六―一八二〇　FAX〇三―三四三六―三四九七
代表者　中村正司

❑設立年月日　一九五四年九月
❑会員数（男女比、患者・家族・遺族比）　一六〇〇名（女性一対男性九）
❑協力・援助・ボランティア　発声リハビリ指導をボランティアで行なっている
❑部位別　喉頭摘出手術を受けた者
❑単部位でない会は分布別を記入　＊
❑会の定置場所の有無　＊
❑会のためだけに動く専属スタッフの有無　あり。三名
❑会の組織図　＊
❑電話相談の有無　特に定めていないが、事務所へ電話あれば随時
❑定例会　毎週火、木、土（年間一〇〇回）
❑定例会を主に開催する所在地　＊
❑定例会の内容　無喉頭者への発声指導リハビリテーション
❑会報の有無　あり、「銀鈴」年一回、「銀鈴ニュース」年二回、「銀鈴だより」年四回
❑会費　年会費三〇〇〇円 入会金一〇〇〇〇円　会合毎　なし
❑特定病院との関わりの有無　都内二三一カ所の総合病院と連携

❏ホスピスとの連携　なし
❏在宅看護との連携　なし
❏民間療法の持ち込み　なし
❏HPの有無　http://www.info.ncc.go.jp/ncc-cis/pub/osj/lmgtom/lmgtm015.html
❏全国展開の有無　各県に一カ所以上同種の団体があり、特定非営利法人『日喉連』として連繋している

◆PR◆

「沈黙は金、雄弁は銀」という言葉があります。〝多く語るより黙して語らない方がよい〟という東洋古来の思想です。しかし私たち喉頭摘出者は〝大いに語る銀であってほしい。できれば鈴のような美しい声になりたい〟との願望を含めて命名されました。

発声訓練指導は食道発声を原則とし、新入会員はまず初心クラスで練習を始め、上達するにしたがって初級、中級、上級クラスへと昇格していきます。マンツーマンに近い形できめ細かい指導をしており、毎回約二〇〇名が出席しています。指導員は約四〇名で会員の中の上達者に委嘱し、たえず若い指導員が育って良い循環が続いております。

◆出版

㈳銀鈴会特別顧問医学博士高藤次夫『食道発声レッスン・シリーズ』、㈳銀鈴会特別顧問医学博士高藤次夫『食道発声の手引き――理論と実際――』、㈳銀鈴会会長中村正司、特別顧問医学博士高藤次夫『食道発声練習教本』、日本喉摘者団体連合会『食道発声上達への助言』、㈳銀鈴会特別顧問医学博士高藤次夫『食道発声指導の手ほどき――初心者・初級クラスを中心に――』、㈳銀鈴会特別顧問医学博士高藤次夫『こえよ、いまひとたび――喉頭全摘出者についてのQ&A』、㈳銀鈴会特別顧問医学博士高藤次夫『人工咽頭と発声法の手引き』、㈳銀鈴会会長中村正司『「お茶のみ法」による食道発声原音の出し方』発行所社団法人銀鈴会

◎東京都港区

アルファ・クラブ　胃を切った人　友の会

〒一〇五—〇〇〇四　東京都港区新橋二—二〇　新橋駅前ビル一号館二階
☎〇三—三五六九—九五三一　FAX〇三—三五六九—九五三二
E-mail alpha-cb@kk-kyowa.co.jp
代表世話人　梅田幸雄

❏設立年月日　一九八二年四月
❏会員数（男女比、患者・家族・遺族比）　四六〇〇名、男女比＝七：三、ほとんど患者本人九七％以上
❏協力・援助・ボランティア　顧問医師八名、会報に広告掲載するスポンサーあり
❏部位別　胃
❏単部位でない会は分布別を記入　食道がん、胃がん（潰瘍）、十二指腸潰瘍等で胃を切った人
❏会の定置場所の有無　あり
❏会のためだけに動く専属スタッフの有無　あり。常勤三人
❏会の組織図　世話人代表→事務局長→事務員
❏電話相談の有無　あり。特別に設けていないが、電話あれば適宜応対
❏定例会　なし（随時講演会を東京で開催）
❏定例会を主に開催する所在地　＊
❏定例会の内容　＊
❏会報の有無　毎月発行、会員有料、外部有料、病院会員（患者回覧）無料
❏会費　年会費二四〇〇円、（会報代含む）、入会金一〇〇〇円

❏特定病院との関わりの有無　なし
❏ホスピスとの連携　なし
❏在宅看護との連携　なし
❏民間療法の持ち込み　持ち込んでいないが、会員個人の自由な選択は認めざるをえない
❏HPの有無　なし
❏全国展開の有無　なし

◆PR◆

胃切除者はさまざまな後遺症と闘いながら、プラス・アルファ長生きしましょう。この呼び掛けがアルファ・クラブの名の由来です。私たちは胃手術後のケアに関する情報交換の場として、毎月一回会報『アルファ・クラブ』を発行し、会員の皆様にお送りしています。会報には胃を切った仲間（会員）の体験記やお便りをはじめ、専門医師のやさしい解説など満載されています。アルファ・クラブを通じて後遺症と闘いながら、生きる勇気と知恵を共有して頂ければ幸いです。

◆出版

『胃を切った人の養生学』『胃を切った人の後遺症』『胃を切った人の食事学』『胃を切った人の体験記』『胃を切った人の長寿学』『胃を切った人の後遺症の克服』『胃を切った私たちの食事塾』『胃を切った人・警戒したい12疾患』いずれもお問い合わせは（株）共和企画TEL　〇三―三五七一―三一一五

◆その他のメッセージ

会報『アルファ・クラブ』は医療従事者（医師、看護婦）にも高く評価され、日本全国三五〇〇余の病院（病院会員）にて患者さんに回覧されています。

◎東京都世田谷区

子宮・卵巣がんのサポートグループ　あいあい

〒一五六―〇〇四四　東京都世田谷区赤堤郵便局留
☎FAX　〇九〇―一七三二―七二一三（まつばら／夜九時まで）

❏設立年月日　二〇〇〇年五月
❏会員数（男女比、患者・家族・遺族比）　登録制をとっている（登録メンバー数約一二〇〇人）
❏協力・援助・ボランティア　ボランティアは多数、随時募集
❏部位別　子宮・卵巣がんおよび婦人科がんに関心を持つ方が対象
❏単部位でない会は分布別を記入　＊
❏会の定置場所の有無　＊
❏会のためだけに動く専属スタッフの有無　なし
❏会の組織図　発足後間もないので形として整っていないが今のところ、主宰者、運営メンバー、登録メンバーなど運営メンバー九人が中心になって、企画・運営をしている
❏電話相談の有無　可能な範囲で対応。必要に応じて専門機関への紹介も可。
❏定例会　毎月交互に「わかちあいのミーティング」と「公開講演会」を行なっている
❏定例会を主に開催する所在地　主に東京都内。参加できなかった方々の為に公開講演会のレジュメやビデオを低価でお分けしている。
❏定例会の内容　婦人科がんについての体験や感じたことを話し合ったり、情報交換をしているが、特に内容には制限を設けず、必要に応じてさまざまなテーマを取り上げている。
❏会報の有無　ニューズレターを準備中

❏会費　なし（ただし通信費、運営費がかかるため、カンパや切手、テレフォンカードなど寄付を募っている）
❏特定病院との関わりの有無　なし
❏ホスピスとの連携　あり
❏在宅看護との連携　あり
❏民間療法の持ち込み　原則として食品や薬品などの営業行為は禁止。ただし民間療法について語ることは自由。講演会などのテーマとして取り上げる可能性もある。
❏HPの有無　http://shinjuku.cool.ne.jp/selfhelp/
❏全国展開の有無　なし（各地の他会と必要に応じて連携・情報交換をめざす。婦人科がんやリンパ浮腫についての会が欲しい方に作り方のノウハウを提供する。会発足の為のサポートもする）

◆PR◆

ひとりで悩むのは、やめにしませんか?

日本でも、がん患者本人にがんであることを告げる医師が増えています。患者自身が自分の病気を知り、語り、情報交換し、そして治療を選び、決定することができる時代がやってきました。でも、まだ、がんについて体験をわかちあったり、情報交換や学習する場はごく限られています。とりわけ、女性のプライベート・パーツ、生殖器にできる婦人科がんについてはそのような場が乏しく、とても必要とされています。そこで、子宮・卵巣がんを中心としたサポートグループをつくろうと、二〇〇〇年四月十九日の準備会を経て発足しました。「子宮・卵巣がんのサポートグループ　あいあい」の名称の由来について「和気藹藹」の「あいあい」です。「藹藹」には「心のやわらいだ様」という意味があります。同音異語に「相共にする。共有」の意の「相合」もあります。また、「あい」には「合」「相」「間」（人と人との間柄。仲）「愛」「哀」などの文字も当てはめられます。「がんという共通項をきっかけに出会い、愛情や哀しみをわかちあったり、相談して、心やわらぐ。新しい仲間を得、体験や情報を共有化していく」――グループの目的や活動内容が込められています。

◎東京都稲城市

すくすく

〒二〇六―〇八〇二　東京都稲城市東長沼三一〇四―一―三〇一　森方
☎〇四二―三七九―六〇二二
代表者　森愛子

❏設立年月日　一九九四年八月
❏会員数（男女比、患者・家族・遺族比）　一八〇家庭
❏協力・援助・ボランティア　医師一名、看護婦一名
❏部位別　網膜芽細胞腫
❏単部位でない会は分布別を記入　＊
❏会の定置場所の有無　川崎市
❏会のためだけに動く専属スタッフの有無　なし
❏会の組織図　代表一名・事務一名・会計一名
❏電話相談の有無　あり
❏定例会　毎月第三月曜日
❏定例会を主に開催する所在地　国立がんセンター中央病院
❏定例会の内容　会員の近況報告
❏会報の有無　あり
❏会費　カンパ年一回　一口一〇〇〇円以上
❏特定病院との関わりの有無　国立がんセンター中央病院

❏ホスピスとの連携　なし
❏在宅看護との連携　なし
❏民間療法の持ち込み　禁止
❏ＨＰの有無　なし
❏全国展開の有無　＊

◆ＰＲ◆

「すくすく」は網膜芽細胞腫の子どもを持つ親の会。幼い我が子が「目のがんであり、即治療法を選択しなければ」と宣告されて悲嘆にくれる両親に、正しい情報を知ってもらい前向きに治療や子育てに取り組んでいける様、サポートするのが目的。子どもの問題であるだけに治療後も、入学、告知、結婚、出産と病気と切り離せない状況があり、相互に経験を話し合い支え合っている。成人して充実した毎日を送る元患児のメンバーもふえ、充実している。

◆出版

『すくすく育て、子供たち』すくすく会員自費出版、一九九六年

◆その他のメッセージ

自分自身の病気とはまた違った意味で、子どもの病気は親にとって切ないものです。私自身もこの病気で全盲ですが、長男の闘病を経験してみてはじめて私の両親の辛さを知ったように思います。さらに視力のハンディをできるだけ負わせたくないという強い親心があります。まだまだ病気を持ったことや、視力のハンディを負ったことがそのまま子どもや「親自身」の不幸に直結すると考える人が多いのです。まずは両親に対して、悩みながらも前向きに治療や子育てに取り組んで、そして何よりもその子の将来にわたる幸福を信じられるよう、サポートしたいのです。

どんぐりの会

〒一九一―〇〇一六　東京都日野市神明一―三―一―一―二〇一　椚（くぬぎ）方
☎FAX〇四二―五八四―九八二六　E-mail kunugi.donguri@nifty.com
代表者　椚計子

❏設立年月日　一九八八年、分科会あり（青空の会……一九九二年設立）
❏会員数（男女比、患者・家族・遺族比）　二三五名、男女比＝二一：七九、患者：家族：遺族比＝五四：八：三八
❏協力・援助・ボランティア　あり
❏部位別　総合
❏単部位でない会は分布別を記入　消化：婦人：血液：呼吸：他＝四一：三一：六：七：一五
❏会の定置場所の有無　代表者宅
❏会のためだけに動く専属スタッフの有無　なし
❏会の組織図　名誉会長・会長・事務局・会計・会計監査・編集・企画……任期制
❏電話相談の有無　あり。会長宅にて不定期
❏定例会　＊
❏定例会を主に開催する所在地　主に「池田会館」　東京都新宿区高田馬場一―一五―六
❏定例会の内容　グループトーク、講演会、体験発表、生きがい療法、他
❏会報の有無　どんぐりの会報……隔月年六回発行、青空の会報……年四回発行
❏会費　年会費五〇〇〇円、入会金二〇〇〇円、非会員当日五〇〇円・特別行事は一〇〇〇円
❏特定病院との関わりの有無　なし

❏ホスピスとの連携　あり
❏在宅看護との連携　地域によりあり
❏民間療法の持ち込み　現物持ち込み禁止。話題としては自由
❏ＨＰの有無　http://homepage2.nifty.com/dongurinokai/
❏全国展開の有無　全国組織

◆ＰＲ◆

主に、定例会・レクリエーション・会報の発行に重点を置いている。定例会では、共通の悩みを持つ会員同士が話し合い、自分だけが辛いのではないと気付き、理解されることで心が癒される。春・秋の旅行、新年会、花見などの楽しい行事には、時を忘れ、ガンを忘れて語り合う。仲間同士のおしゃべりが一番のごちそうであり、薬でもある。会報の発行は外出不可能な会員にも会の運営状況、会員の消息、ガンに関する情報等を提供している。

◆出版

『「ガン」を生きる人々』小笠原信之著、時事通信社、一九九八年
『がん患者を介護した家族の声』分科会「青空の会」編、自費出版、一九九九年

◆その他のメッセージ

「どんぐりの会」キャッチフレーズ
「一パーセントの希望が、自らの力で達成されたとき人生の最高の喜びを感じる」

◎神奈川県横浜市

ソレイユ

〒二三〇―〇〇〇一　横浜市鶴見区矢向二―七―二二　中村方
☎FAX〇四五―五八一―七六九四　E-mail soreiyu @ mail.interq.or.jp
代表者　中村道子

❏設立年月日　一九八九年一月
❏会員数（男女比、患者・家族・遺族比）　四〇七名（女：四〇四名・男三名）
❏協力・援助・ボランティア　顧問医八名
❏部位別　乳房
❏単部位でない会は分布別を記入　＊
❏会の定置場所の有無　あり。東京事務局　〇三―五七八七―二三二一
❏会のためだけに動く専属スタッフの有無　なし
❏会の組織図　会長・副会長・会計・会計監査・書記・運営委員・一年再選
❏電話相談の有無　あり。一般・会員向け、いつでも
❏定例会　毎月（第一土曜、第二木曜）講演会年間六～七回
❏定例会を主に開催する所在地　横浜市内
❏定例会の内容　講演会、無料相談、雑談会
❏会報の有無　年六～七回の会報、年一～二回機関誌発行
❏会費　年四〇〇〇円（講演会時のみ五〇〇円、一般は一〇〇〇円）
❏特定病院との関わりの有無　なし

❏ホスピスとの連携　できる
❏在宅看護との連携　できない
❏民間療法の持ち込み　不可
❏ＨＰの有無　http://www.interq.or.jp/www_user/sore:yu
❏全国展開の有無　なし

◆ＰＲ◆

乳がん体験者とソレイユの活動趣旨に賛同された人たちの集まりです。〝ソレイユ〟とは、私たち体験者がヒマワリの花のようにいつも太陽に向かって明るく、そして前向きの姿勢で、よりよい生活を送れるようにと願って名付けました。

◆出版

『それいゆ』（機関紙）一号～一五号、自費出版。会員以外にも配布できます。

◆その他のメッセージ

常に新しい治療法について勉強し、すべて他人任せにしない。闘病の仕方は自分で決める。がんと言われてもあわてない。乳がんは急ぐ必要は全くない。自分に合った治療法を選択できる筈。

◎神奈川県座間市

ファミリーエージェンシー　小児ガン　慢性疾患の子どもとその家族のために

〒二二八―〇〇二四　神奈川県座間市入谷三―六三七五コーポスズキ二〇一　渡辺康夫方
☎FAX〇四六―二五四―四八〇六　E-mail fa @ Xmail.Plala.or.jp
代表者　月本一郎

❏設立年月日　一九八七年
❏会員数（男女比、患者・家族・遺族比）　一二〇名
❏協力・援助・ボランティア　医療関係（医師、看護者）、学生、患者家族がボランティアとして参加
❏部位別　小児ガン・慢性疾患の患児
❏単部位でない会は分布別を記入　＊
❏会の定置場所の有無　あり。事務局：渡辺康夫宅
❏会のためだけに動く専属スタッフの有無　＊
❏会の組織図　理事会（理事長・副理事長・理事数名）。スタッフはいない
❏電話相談の有無　なし
❏定例会　理事会としては月一回
❏定例会を主に開催する所在地　なし
❏定例会の内容　＊
❏会報の有無　年二回発行。会員の方へ無料、読んでみたい方にも配布
❏会費　年会費（一般会員五〇〇〇円、賛助会員一万円）、イベント時参加費必要
❏特定病院との関わりの有無　なし

❏ホスピスとの連携　なし
❏在宅看護との連携　なし
❏民間療法の持ち込み　禁止
❏ＨＰの有無　なし
❏全国展開の有無　なし

◆ＰＲ◆

小児ガン・慢性疾患の患児とその家族（親族・兄弟）に共に楽しい時をすごし、病気を克服する力となり、少しでも喜んでもらえるように、支援をしていきたいと思う人たちが集まりボランティアとして参加しています。つらい時を忘れて夏のサマーキャンプ（二泊三日）、冬クリスマス会等で生き生きと遊んでもらえる様に活動しています。

長野よろこびの会

〒三八〇―〇九二三　長野県長野市大字若里一五七〇―一（財）長野県成人病予防協会内　☎〇二六―二六七―七八〇〇　FAX〇二六―二二八―〇六二六
代表者　金子通子　〒三八〇―〇九一六　長野市大字稲葉二一七八―一（財）長野県健康づくり事業団内

❏設立年月日　一九八〇年五月
❏会員数（男女比、患者・家族・遺族比）　八〇名
❏協力・援助・ボランティア　医療担当常務（胃腸科外科医師）
❏部位別　総合
❏単部位でない会は分布別を記入　消化器系一〇〇％（胃部の組織として発足したために多いと思われる）
❏会の定置場所の有無　なし
❏会のためだけに動く専属スタッフの有無　なし
❏会の組織図　会長一名、副会長三名、幹事若干名、監事二名
❏電話相談の有無　あり。一般会員、保健婦が対応
❏定例会　年一回総会。不定期でつどいの開催
❏定例会を主に開催する所在地　総会は長野市内、他は県内の温泉地が多い
❏定例会の内容　予算、決算、講演会、懇親会
❏会報の有無　なし
❏会費　年会費一〇〇〇円、他に個人負担はその時によって対応

❏特定病院との関わりの有無　なし
❏ホスピスとの連携　なし（今まで例がない）
❏在宅看護との連携　なし（今まで例がない）
❏民間療法の持ち込み　自由
❏HPの有無　なし
❏全国展開の有無　全国よろこびの会長野県支部

◆PR◆

会員同士の横のつながりを重要視している。総会等の懇親会あるいは「つどい」等で、病気のことを他人に話す機会は普段ほとんどないと思われる会員同士が、自分の苦しかった体験を聞いてもらい、また他者の話を聞いてお互いを理解する場としている。またある種のストレス解消の場となればと思っている。

◆その他のメッセージ

会員の高齢化に伴い組織の弱体化が目立ちはじめている。新会員の勧誘をしたいが、個人情報に関わるため難しくなってきている。口コミで加入いただくのを待っている状況にある。

◎石川県金沢市

石川よろこびの会

〒九二〇―〇〇六四　石川県金沢市南新保町ヌ一九―一　石川県成人病予防センター内
☎〇七六―二三七―六二六二 FAX 〇七六―二三八―九二〇七
代表者　堂上真次

❑設立年月日　一九八七年九月
❑会員数（男女比、患者・家族・遺族比）　一二四名
❑協力・援助・ボランティア　特になし
❑部位別　総合
❑単部位でない会は分布別を記入　＊
❑会の定置場所の有無　あり。財団法人石川県成人病予防センター内
❑会のためだけに動く専属スタッフの有無　事務局一名
❑会の組織図　会長、副会長二名、理事一〇名、監事二名
❑電話相談の有無　特になし
❑定例会　年一回総会
❑定例会を主に開催する所在地　＊
❑定例会の内容　＊
❑会報の有無　あり。石川県成人病予防センター機関紙「センターだより」年三回に掲載
❑会費　年会費一〇〇〇円
❑特定病院との関わりの有無　なし

❏ホスピスとの連携　なし
❏在宅看護との連携　なし
❏民間療法の持ち込み　なし
❏ＨＰの有無　なし
❏全国展開の有無　全国よろこびの会石川県支部

◆ＰＲ◆

総会時には研修会を開催
各市町村のミニ講演会に会員を講師として派遣（体験談）（平成十一年度は二六回）
九月がん征圧月間では街頭啓発活動を実施
平成十二年度「がん克服白山登山」を県の委託事業で実施
日程　七月二十七〜二十八日
参加者　回復者およびその家族二一名
スタッフ　センター職員・県厚生部・ボランティア二一名

福井県喉友会

〒九一四―〇八〇二　福井県敦賀市呉竹町一丁目二五―一六　中野方
☎FAX〇七七〇―二三―三四八九
代表者　中野了三

❏設立年月日　一九八四年十二月
❏会員数（男女比、患者・家族・遺族比）　六〇名（男九八％）
❏協力・援助・ボランティア　福井県立医科大学耳鼻咽喉科
❏部位別　喉頭
❏単部位でない会は分布別を記入　＊
❏会の定置場所の有無　福井県福井市光陽二丁目。福井県社会福祉センター
❏会のためだけに動く専属スタッフの有無　なし
❏会の組織図　会長一名、副会長二名、会計（担当会長）、任期二年
❏電話相談の有無　なし
❏定例会　毎月第一第三火曜日
❏定例会を主に開催する所在地　福井県福井市光陽二丁目　福井県社会福祉センター
❏定例会の内容　発声訓練　十二時～十五時
❏会報の有無　なし
❏会費　年会費二〇〇〇円
❏特定病院との関わりの有無　なし

❏ホスピスとの連携　なし
❏在宅看護との連携　できる
❏民間療法の持ち込み　自由
❏ＨＰの有無　なし
❏全国展開の有無　日本喉摘者団体連合会

◆ＰＲ◆

私たちの喉摘者団体は音声喪失のため、第一第三火曜日に会員が集まって発声訓練を行なっております。喉頭をなくした人は人前に出ることを特に気にしておりますので、会場に来た会員には、特に気楽に語り合う時間を設けています。食道発声、電気喉頭、タピア、喉頭成型、等の訓練を行なっております。

友愛会

〒五〇一―〇四二五　岐阜県本巣郡北方町加茂三〇〇　村瀬方
代表者　村瀬久子

❑設立年月日　一九八五年
❑会員数（男女比、患者・家族・遺族比）　一七〇名
❑協力・援助・ボランティア　*
❑部位別　乳房
❑単部位でない会は分布別を記入　*
❑会の定置場所の有無　あり。岐阜県市民病院
❑会のためだけに動く専属スタッフの有無　*
❑会の組織図　会長・副会長・会計・書記・監査
❑電話相談の有無　あり
❑定例会　年二回
❑定例会を主に開催する所在地　岐阜市金町文化センター
❑定例会の内容　*
❑会報の有無　あり
❑会費　年会費二〇〇〇円
❑特定病院との関わりの有無　あり
❑ホスピスとの連携　なし

❏在宅看護との連携　なし
❏民間療法の持ち込み　なし
❏ＨＰの有無　なし
❏全国展開の有無　なし

◆ＰＲ◆

乳房手術経験者が相互の親睦をはかりながら、術後の精神的、身体的障害などを克服し、日常生活を豊かにするための活動を行なうことを目的とする。

暖流の会

〒四五六―〇〇五八　愛知県名古屋市熱田区六番三―一八―五 協立総合病院外科外来内
代表者　安藤孝司　〒四五四―〇九七一　名古屋市中川区富田町千音寺荘二―五〇三
☎〇五二―四三一―八三六八

❏設立年月日　一九九四年七月
❏会員数（男女比、患者・家族・遺族比）　四〇名（男二九、名女一一名、患者のみ）
❏協力・援助・ボランティア　なし
❏部位別　消化器
❏単部位でない会は分布別を記入　＊
❏会の定置場所の有無　なし
❏会のためだけに動く専属スタッフの有無　なし
❏会の組織図　会長一名、副会長二名、会計一名、事務局二名、その他五人
❏電話相談の有無　なし
❏定例会　毎月役員会、定例会（一月・三月・七月・九月・十月）
❏定例会を主に開催する所在地　協立総合病院内
❏定例会の内容　＊
❏会報の有無　隔月に発行
❏会費　一カ月三〇〇円
❏特定病院との関わりの有無　なし

❏ホスピスとの連携　なし
❏在宅看護との連携　なし
❏民間療法の持ち込み　なし
❏ＨＰの有無　なし
❏全国展開の有無　なし

◆ＰＲ◆

「がん告知」が出発点となって院内で患者会をつくり、患者の生きがい、闘病生活の交流を中心に活動を続けて今年で四年目を迎えます。ぜひ「うそのない医療」を読んでください。

◆出版

『うそのない医療』協立総合病院患者会連合会著、風媒社、一九九八年
＊患者、看護婦医師と共同で作る。がん告知からカルテ開示について。現在全国一万部普及。この出版は患者会が主体となるもの

NPO法人 いずみの会

〒四五四—〇八一五 愛知県名古屋市中川区長良町二丁目五八
☎〇五二—三六三—五五一一
代表者 中山武

❏設立年月日 一九九〇年二月・NPO法人認証登記／一九九九年九月
❏会員数（男女比、患者・家族・遺族比） 正会員二〇二名、男女比（三七：六三）
❏協力・援助・ボランティア 特別会員七二名（支援、協力者）…当会の会報毎回無料郵送先
❏部位別 総合
❏単部位でない会は分布別を記入 胃がん三八％、乳がん一三％、大腸がん一二％、肺がん一一％、卵巣がん四％、その他
❏会の定置場所の有無 あり。事務局は代表者宅
❏会のためだけに動く専属スタッフの有無 あり。常駐二名、毎週常勤三名
❏会の組織図 代表（＝理事長＝会長）、副理事長・事務局・会計・庶務・各一名、任期二年
❏電話相談の有無 あり。会員一般両用。原則として毎週火曜日（事務局定休毎週水木曜）
❏定例会 隔月一回（偶数月の第一土曜日）。その間の月は小旅行懇親会開催
❏定例会を主に開催する所在地 JR名古屋駅前、愛知県中小企業センター会議室
❏定例会の内容 講演会、交流会、定例会終了後に懇親会
❏会報の有無 隔月一回（定例会の案内を含め） 全会員に無料送付
❏会費 年会費三〇〇〇円（下半期入会者半額） 会合費（会員一〇〇〇円、一般一五〇〇円）

❏特定病院との関わりの有無　なし。但し、個人相談で必要に応じては情報提供や紹介あり
❏ホスピスとの連携　通常はしておりません
❏在宅看護との連携　ありません
❏民間療法の持ち込み　原則禁止。個人相談で必要によっては個人対応あり
❏HPの有無　http://www.reido-reiki.com/21th/21th2.html
❏全国展開の有無　現在でも、東北から九州まで入会者があるために必要

◆PR◆

運営に関して基礎となる事項としては

一　運営に関わるものは、ボランティア精神を発揮できる人であること。
二　運営に当たり、特定の政治や宗教活動及び営業活動の持ち込み禁止。
三　会員には生死に関する大きな問題を抱える人が多いため、運営を混乱させるような言動が生じた場合、調査検討の上、反省を求め、事情により退会を指示。
四　ガン体験を転機に新健康を獲得した人たちが主体となり、「ガンは治る」の新常識のもとでガン克服を目指すための活動を行ない、直接の治療行為は行なわない。
五　その基本は患者自身が病状を自覚の上、気質・体質の転換を自助努力で行なう。

◆会の活動を掲載した出版物

＊書籍『心を癒す、体を治す』平野勝巳著、PHP研究所発行（一一一〜一一二p）
＊雑誌「ほんとうの時代」PHP研究所発行、一九九七年九月一日号（九六p）
＊雑誌「マナメッセ」一九九九年冬号二九号「ガンと闘う人たち全員集合」
＊月刊機関紙「自然治癒力」一〇一号〜一一五号まで九回掲載
＊月刊機関紙「ヘルスアンドライフ」（健康保険組合）一六〇号（一八p）

◎愛知県名古屋市

たんぽぽ会

〒四五六―〇〇五八　愛知県名古屋市熱田区六番三丁目一八―五　協立病院内
代表者　人見京子　〒四九〇―一一四三　愛知県海部郡大治町砂子山ノ浦三九六―五

❏設立年月日　一九八八年三月
❏会員数（男女比、患者・家族・遺族比）　五五名
❏協力・援助・ボランティア　共立病院外科病棟外科外来
❏部位別　乳房
❏単部位でない会は分布別を記入　＊
❏会の定置場所の有無　事務所はなし
❏会のためだけに動く専属スタッフの有無　なし
❏会の組織図　会長一名、副会長二名、会計二名、通信（ニュース係）四名。任期制だが、ここ数年は同じメンバーが続いている
❏電話相談の有無　その都度。会員誰にでも相談しています。
❏定例会　不定期
❏定例会を主に開催する所在地　病院待合室
❏定例会の内容　いろいろな行事の打ち合わせや計画など
❏会報の有無　あり、不定期。会員に無料配布
❏会費　年二〇〇〇円
❏特定病院との関わりの有無　なし。他の病院で手術をされた方も入会しています。

❏ホスピスとの連携　今まではやっていませんでしたが、いつでも受ける気持ちでいます
❏在宅看護との連携　前記に同じ
❏民間療法の持ち込み　特に取り決めはありません
❏HPの有無　なし
❏全国展開の有無　なし

◆PR◆

乳がん手術をした者同士、不安なことや、いろいろな情報交換ということで発足して十三年目になります。十周年の時は、東京から、全国乳がん患者会（あけぼの会）会長ワット隆子さんをお迎えして、市の女性会館にて「たんぽぽ会主催」の「十周年記念講演会」を盛大に行なうことができ、一同感激いたしました。専門の事務所などもなく、それぞれ会員からなる役員同士で連絡しながら会を運営しています。最近はニュース係りの人がとても素敵なニュースを作ってくれて好評です。

◆出版物

『ウソのない医療』協立総合病院・患者会連合会、風媒社、一九九八年

その他のメッセージ：十三年目になりますが、我「たんぽぽ会」は、十周年の記念行事の他は、それほど大きなことをしたこともなく、毎年細々と会員同士はげまし合っている会です。それでも集まるととても楽しく、なくてはならない会だと思っています。ただ、行事に参加する人はいつも決まっているので、出てこない人はなるべくニュースなどでつながりを持つようにしている状況です。

◎三重県名張市

金つなぎの会　がんを明るく前向きに語る会

〒五一八—〇四一四　三重県名張市富貴ヶ丘一—一三五　広野方
☎FAX〇五九五—六三—七六七四
代表者　広野光子

❏設立年月日　一九九五年四月
❏会員数（男女比、患者・家族・遺族比）一三〇〇人（男女比九：一）
❏協力・援助・ボランティア　あり
❏部位別　総合
❏単部位でない会は分布別を記入　＊
❏会の定置場所の有無　事務所あり、代表者宅
❏会のためだけに動く専属スタッフの有無　あり、一〇人程度
❏会の組織図　代表、理事一〇人
❏電話相談の有無　あり（会員向けに、不定期）
❏定例会　ほぼ隔月
❏定例会を主に開催する所在地　大阪市
❏定例会の内容　講演会、体験発表、会員の近況報告、観梅会、夏冬旅行、クリスマス
❏会報の有無　春秋二回刊、会員外部共に有料（一部一〇〇円）二〇〇〇部発行
❏会費　なし　各会合への参加費のみ
❏特定病院との関わりの有無　あり、医師と連携

❏ホスピスとの連携　あり
❏在宅看護との連携　あり
❏民間療法の持ち込み　自由
❏ＨＰの有無　http://www.e-net.or.jp/user/yokunaru
❏全国展開の有無　すでに展開

◆ＰＲ◆

理念（哲学）を持った自助努力の患者会。行動する患者会

◆出版

『きっと良くなる　必ず良くなる』広野光子著、ＰＨＰ研究所刊、一九九八年
『わたしが〝がん〟になったとき』広野光子著、イーストプレス刊、一九九六年

◎大阪府大阪市

虹の会

〒五三〇―〇〇四一　大阪府大阪市北区天神橋一―一九―一六木田鹿ビル一F―C
☎／FAX〇六―六三五三―二五一〇
代表者を置かず

❏設立年月日　一九九一年十二月
❏会員数（男女比、患者・家族・遺族比）　一三〇名（ほとんど女性）
❏協力・援助・ボランティア　＊
❏部位別　乳房
❏単部位でない会は分布別を記入　＊
❏会の定置場所の有無　事務所あり。〒五三〇―〇〇四一　大阪府大阪市北区天神橋一―一九―一六　木田鹿ビル一F―C
❏会のためだけに動く専属スタッフの有無　なし。会員のボランティアによる事務局スタッフ制
❏会の組織図　事務局スタッフ五名程度（総会で決まる）
❏電話相談の有無　あり。毎週水曜日十一時～十二時、事務所にて。当日のスタッフ当番
❏定例会　奇数月第二土曜日　十四時～十七時
❏定例会を主に開催する所在地　＊
❏定例会の内容　会員相互の情報交換　時に応じてテーマを決めてのグループミーティングなど
❏会報の有無　あり。「かがやき」（年六回 偶数月発行）
❏会費　年会費四〇〇円×十二カ月、入会金なし、会合毎五〇〇円、ビジター五〇〇円

❏特定病院との関わりの有無　特になし。ただし協力医の勤務する病院は紹介する
❏ホスピスとの連携　なし
❏在宅看護との連携　なし
❏民間療法の持ち込み　自由
❏HPの有無　なし
❏全国展開の有無　特になし。ただし他の乳がん患者会との情報交換はしている

◆PR◆

＊リーダーが率いるのではなく、会員一人一人の主体的な関わりを大事に相互のボランティアによって運営する
＊会員のプライバシーを守るため名簿は作らない。会で話した内容は、他では口外しないことを徹底させる

◆出版

『オッパイがちょん切れた』田中伸子著　自費出版
『明るく、乳がん』吉井佳容子著　新泉社

◎兵庫県神戸市

ゆずりは

〒六五三―〇八一二　兵庫県神戸市長田区長田町五―二―一五―一〇一　夫谷方
☎FAX〇七八―六一二―四四〇三
代表者　夫谷幸子

❏設立年月日　一九九六年三月
❏会員数（男女比、患者・家族・遺族比）　一二三〇名（男女比三〇：七〇、患者：家族：遺族＝八五：一〇：五）
❏協力・援助・ボランティア　あり
❏部位別　総合
❏単部位でない会は分布別を記入　特に部位別の集計はしていない（日本の平均分布に近いと推測）
❏会の定置場所の有無　あり
❏会のためだけに動く専属スタッフの有無　あり、一名
❏会の組織図　代表、副代表、監事、運営委員会、業務担当（会報・会場・会計・例会・カウンセリング他）
❏電話相談の有無　あり（一般及び会員向け。専属スタッフがいます。毎週月・水・金一〇～一六時　ホットライン）
❏定例会　毎月一回
❏定例会を主に開催する所在地　神戸市福祉会館
❏定例会の内容　グループアプローチによる情報交流・カウンセリング・ヒーリング、医療専門家のレクチャーとアドバイス。福祉・宗教関係者のお話。体験発表。予定を公告して公開実施
❏会報の有無　毎月一回（A四、八～一二頁）、会員無料、特定協力者無料
❏会費　一口一〇〇〇円　一年間

❏特定病院との関わりの有無　なし。ただし日本ホスピス在宅ケア研究会と親しい関係
❏ホスピスとの連携　あり、適切なホスピスを紹介している
❏在宅看護との連携　あり、適切な在宅医・訪問看護ステーションを紹介している
❏民間療法の持ち込み　特定の民間療法の持ち込みをしないことが原則。
❏ＨＰの有無　http://www.ballet.or.jp/~kbhospis/kanren/yuzuriha.html
❏全国展開の有無　現在も特に地域制限なし今後共より広域化を強化したい

◆ＰＲ◆

がん患者および家族のいろいろな苦しみ、悩みを軽減することを目指す自助グループです。この会の活動は、患者がボランティアでお世話をし、医師、看護婦、薬剤師、療法士、医療ソーシャルワーカー、ジャーナリスト、音楽家など多くの専門職のご協力を頂いております。会員及び一般の方に公開して次の活動をしています。月例会、ゆずりはホットライン（電話相談）、会報（月報）、ビデオ・ＣＤ・図書の貸し出し、日本ホスピス在宅ケア研究会プログラムへの参加、見学会、他の患者会との交流など

◆その他のメッセージ

一九九六年三月、ゆずりはの設立時二五名であった会員は、年々増加し現在約一〇倍になります。日本では毎年数十万人の新しいがん患者が発生しているのに、ゆずりははまだ二百数十名の患者自助グループです。できるだけ多くのがん患者、家族の苦しみ・悩みを軽減することを目指しています。現在がんのために苦しみ悩んでおられる方々、がん治療体験者・その家族で不安をお持ちの方、貴重ながんの体験を新しいがん患者の苦悩軽減に役立てたいと願う方々のご入会ご参加御協力をお待ちしております。

◆出版物

『がん医療さまざまな選択――患者・医療者からのメッセージ』がん患者グループゆずりは編、株式会社エピック出版、一九九九年

いずみの会

〒六五五―〇〇〇二　兵庫県神戸市垂水区小東山六―一五―一　高出昌洋方
代表者　河野博臣　〒六五五―〇〇三三　兵庫県神戸市垂水区旭ヶ丘二―三―七　河野胃腸外科医院　☎〇七八―七〇九―三二三二

❏設立年月日　一九八二年五月
❏会員数（男女比、患者・家族・遺族比）　五〇人
❏協力・援助・ボランティア　医院・医療関係者の協力
❏部位別　総合
❏単部位でない会は分布別を記入　＊
❏会の定置場所の有無　あり
❏会のためだけに動く専属スタッフの有無　なし
❏会の組織図　代表、事務局、会計
❏電話相談の有無　あり
❏定例会　月一回第四火曜日
❏定例会を主に開催する所在地　＊
❏定例会の内容　体験を話し合う
❏会報の有無　不定期発行
❏会費　年会費三〇〇〇円
❏特定病院との関わりの有無　あり

❏ホスピスとの連携　あり
❏在宅看護との連携　あり
❏民間療法の持ち込み　可
❏ＨＰの有無　http://www.reido-reiki.com/21th/21th2.html
❏全国展開の有無　なし

◆ＰＲ◆

がん、潰瘍の手術をした人、心身症などの病気で苦しんでいる人、患者の家族の方々が集まって、一人一人の経験を話し合い、イメージ療法にひとときを過ごして、病気の再発を防ぎ、病気と上手に付き合うことを体験として知る会です。

◆出版

なし

◎兵庫県明石市

若葉会

〒六七三—〇〇二一　兵庫県明石市北王子町一三—七〇　兵庫県立成人病センター内
代表者　枝松悦子　〒六九三—〇八七六　明石市東人丸町一二—二五
☎FAX〇七八—九一二—六二六五

❏設立年月日　一九六四年五月
❏会員数（男女比、患者・家族・遺族比）　一〇三名　女性のみ
❏協力・援助・ボランティア　県立成人病センター婦人科、兵庫県健康財団
❏部位別　婦人科系　子宮がん
❏単部位でない会は分布別を記入　*
❏会の定置場所の有無　県立成人病センター維持課及び枝松悦子方
❏会のためだけに動く専属スタッフの有無　なし
❏会の組織図　会長、副会長二名、会計、監査、幹事若干名
❏電話相談の有無　不定期だがあり
❏定例会　毎月一回、年一回総会
❏定例会を主に開催する所在地　*
❏定例会の内容　事務打ち合わせ、病室慰問（第二火曜日）
❏会報の有無　不定期に発行
❏会費　年会費五〇〇円、入会時に五年分三〇〇〇円、その後徴収なし
❏特定病院との関わりの有無　県立成人病センターのみ

❏ホスピスとの連携　なし
❏在宅看護との連携　なし
❏民間療法の持ち込み　内容次第
❏ＨＰの有無　なし
❏全国展開の有無

◆ＰＲ◆

女性にとって一番大切な場所の病気です。人に言えない悩み、後遺症等たくさんあります。お互い仲間同士で語り合いなぐさめ合って、大きな心の支え、助けとなっています。少しでも力になればと、月に一回定例会を兼ねた病院慰問を行ない、患者さんに言葉をかけ、お話しさせていただいています。反対に私たちの方が力づけられることが多く、大切にしたい活動です。親睦会も年一回楽しみにしています。

◆出版

「がん看護」（南江堂）一九九九年九月十月号に掲載されました。

◎岡山県岡山市

並木広場　がんの電話相談室・がんの患者と家族のためのクラブ

〒七〇二―八〇五八　岡山県岡山市並木町二―二七―五　かとう内科並木通り病院内
☎〇九〇―四一四〇―二五〇〇
代表者　永瀬正巳

❏設立年月日　一九九九年二月
❏会員数（男女比、患者・家族・遺族比）　二四名（男女比二：七、患者：家族：遺族＝四：〇：五）
❏協力・援助・ボランティア　賛助会員一六名
❏部位別　総合
❏単部位でない会は分布別を記入　頭頸一、婦人科系二、呼吸器系一、他
❏会の定置場所の有無　あり。事務局：かとう内科並木通り病院内多目的室（岡山市並木町二―二七―五）
❏会のためだけに動く専属スタッフの有無　あり、香川優子（土曜クラブ時。加藤内科並木通り病院、ＯＴ）
❏会の組織図　代表一名・世話人（会計・会計監査）
❏電話相談の有無　あり、常時受付
❏定例会　毎週土曜日（第五を除く）一三：三〇〜一五：三〇、アフターミーティング一五：三〇〜一六：三〇
❏定例会を主に開催する所在地　かとう内科並木通り病院内多目的室「並木ひろば」
❏定例会の内容　交流、相談、報告、情報提供、資料貸し出しなど「場」の雰囲気を大切にしている
❏会報の有無　あり
❏会費　正会員：年三〇〇〇円、賛助会員：年一五〇〇円、特別会員：一口一五〇〇円、随時会員一回一〇〇円
❏特定病院との関わりの有無　かとう内科並木病院のサポートは大きいが、病院外の患者、家族、遺族すべてが対象

❏ホスピスとの連携　あり。上記病院の他、済生会病院も紹介できる
❏在宅看護との連携　あり
❏民間療法の持ち込み　特定のものをすすめたりしないことが原則
❏HPの有無　三月に病院のHPとリンクする予定
❏全国展開の有無　＊

◆PR◆

「良い出会いと暖かい場づくり」を心がけています。同じ体験をもつ患者様やご家族（遺族）が自分の思いを遠慮なく話せるよう、場の雰囲気づくりが大切と考えます。クラブ室でお茶を飲みながらの交流、音楽を聴いたり、クラブ室に来れない会員へ絵手紙を描いたり、また、がんに関する情報、出版物の貸し出し、相談等を行なっています。今年度は日本財団より、福祉機器の援助を受け、がんが原因で身体に障害を持った方々のサポートに向けて準備中です。

◎岡山県倉敷市

QOL〝輪唱〟岡山・Andante（略称・アンダンテ）

〒七一〇—〇〇四七　岡山県倉敷市大島四三三—二　吉田方
☎FAX〇八六—四二三—〇九三三
代表者　吉田信子

❏設立年月日　一九九五年三月
❏会員数（男女比、患者・家族・遺族比）　一二〇名・女性のみ
❏協力・援助・ボランティア　QOL〝輪唱〟岡山に所属の医療機関の医師・看護婦
❏部位別　乳房
❏単部位でない会は分布別を記入　＊
❏会の定置場所の有無　あり、代表者宅
❏会のためだけに動く専属スタッフの有無　一三名
❏会の組織図　会長、副会長、会計、監査、役員（任期二年）
❏電話相談の有無　あり。QOL〝輪唱〟岡山本部で行なっている
❏定例会　不定期（年間一〇回程度）
❏定例会を主に開催する所在地　＊
❏定例会の内容　勉強会（乳がん治療や薬など）、講演会、三B体操、お花見他
❏会報の有無　年間四回、会員とQOL〝輪唱〟岡山本部の医師に無料配布
❏会費　年会費一五〇〇円、入会金なし、会合ごとに材料費として五〇〇円
❏特定病院との関わりの有無　いずれの病院の患者さんも入会可能

❑ホスピスとの連携　あり。ＱＯＬ〝輪唱〟岡山本部の医師を通して
❑在宅看護との連携　あり。右記同
❑民間療法の持ち込み　話の成り行きによっては取り上げる場合もある
❑ＨＰの有無　http://www.mmip.or.jp/cancer/kania.htm
❑全国展開の有無　ＱＯ〝輪唱〟岡山の分科会（広島県福山市に「共済アンダンテ」がある）

◆ＰＲ◆

乳癌患者の会「アンダンテ」は、ＱＯＬ〝輪唱〟岡山（乳がん患者の社会復帰を精神面、身体面の両面から支援する医療関係者の会）の分科会です。〝あせらず、ゆっくりと手術前の生活に戻しましょう〟という気持ちから「アンダンテ」という名前にしました。勉強会、講演会ではＱＯＬ〝輪唱〟岡山の先生方の講話を聞かせてもらいます。定例会、ミニ通信で体験談なども交えながら、互いに支えあって会を進めています。

◎広島県福山市

QOL〝輪唱〟共済アンダンテ

〒七二一―八五八一　広島県福山市西深津町六―三―一　中国中央病院内
☎〇八四九―二三―五五八五　FAX〇八四九―二五―八七三八
代表者　宇根梶音

❏設立年月日　一九九五年七月
❏会員数（男女比、患者・家族・遺族比）　一七〇名（女性のみ）
❏協力・援助・ボランティア　外科外来、病棟ナース、外科医師、薬剤師、理学療法士
❏部位別　乳房
❏単部位でない会は分布別を記入　＊
❏会の定置場所の有無　あり。事務局として中国中央病院外科外来　住所前記同
❏会のためだけに動く専属スタッフの有無　外科外来ナース二名
❏会の組織図　会長、副会長、庶務、文書係、会計監査　任期制で
❏電話相談の有無　なし
❏定例会　年一回総会、三カ月に一回相談会、秋にバス旅行
❏定例会を主に開催する所在地　＊
❏定例会の内容　講演会、グループ討論会、アトラクション（音楽観賞など）
❏会報の有無　年四回を目途に発行　無料配布（会員のみ）
❏会費　年会費一五〇〇円　入会金その他はなし
❏特定病院との関わりの有無　なし

❏ホスピスとの連携　なし
❏在宅看護との連携　なし
❏民間療法の持ち込み　なし
❏ＨＰの有無　http://www.mmip.or.jp/cancer/kania.htm
❏全国展開の有無　ＱＯＬ〝輪唱〟岡山の下部組織として発会

◆ＰＲ◆

乳がん患者の術前術後のサポートを目的として設立。乳がん治療に対する不安、悩みを少しでも解決できるよう、会の運営を行なっている。新しい情報提供は会報で、また、いろいろな悩み相談は相談会の場で。医師、ナース、薬剤師、理学療法士がチームとなって行なっています。

◎山口県山口市

ガンと末期医療を考える会

〒七五三—〇〇二三　山口県山口市三の宮一—三—一六　中田方
代表者　岡絢子　事務局長　中田潤一郎　☎FAX〇八三—九二三—二九八九

❏設立年月日　一九九〇年四月（岡博によって設立）
❏会員数（男女比、患者・家族・遺族比）　二四〇名（患者・家族・遺族・医療関係者・一般・ボランティア・すべてによって構成）
❏協力・援助・ボランティア　あり
❏部位別　総合
❏単部位でない会は分布別を記入　＊
❏会の定置場所の有無　あり、所在地と同じ
❏会のためだけに動く専属スタッフの有無　なし
❏会の組織図　代表、事務局員によって運営
❏電話相談の有無　あり。事務局会、会員有志が対応
❏定例会　隔月
❏定例会を主に開催する所在地　山口市、宇部市
❏定例会の内容　体験発表、相談、近況報告、議題を決めて討論
❏会報の有無　年五回
❏会費　年二〇〇〇円
❏特定病院との関わりの有無　特になし

❏ホスピスとの連携　国立山陽病院緩和ケア病棟、赤十字山口病院緩和ケア病棟など
❏在宅看護との連携　ルートあり、紹介できる
❏民間療法の持ち込み　会としては行なわず
❏HPの有無　なし
❏全国展開の有無　なし

◆PR◆

権威ある人をリーダーにするのではなく、一人一人が考えて行動をする。医学の権威にすがる患者や家族ではなく、自分の身体のことは、まず自分のこととして考え、大切に生きる。人間としての尊厳を自分のものにする。「会」に参加する者は、医者もナースも患者も対等な立場で話し合い、理解を深めるためにお互いに努力をする。人間の尊厳を守るということは、死にゆく時の問題ではなく、生きていくすべての時の課題であり、ホスピスをつくりさえすれば片づく問題ではない。

◆その他のメッセージ

この十年の間にガン患者をめぐる状勢はかなり変わってきた、と感じている。いわゆる告知、インフォームド・コンセントなど幅広く市民権を得てきたと思われる。しかし進行したガンは相変わらず死と隣合せにあることには違いなく、いまだに有効な手当てもなく死亡率の一位を占めている。新しい技術をすべての患者が受けられ、延命できることをまず願う。そのためには日本全国どこにいても情報が得られるネットワークが欲しい。医学の分野はまだ横のつながりがうすく、閉鎖的だと感じている。

フェニックスクラブ　血液疾患患者の会

事務局　〒七五五—〇〇九七　山口県宇部市常盤台一丁目四—五
代表制をとっていない

❑設立年月日　一九九四年四月
❑会員数（男女比、患者・家族・遺族比）　四五〇名（男性四：女性六）、家族遺族は若干名、骨髄移植経験者が約半数
❑協力・援助・ボランティア　ボランティア会員は医師など数名
❑部位別　血液
❑単部位でない会は分布別を記入　*
❑会の定置場所の有無　*
❑会のためだけに動く専属スタッフの有無　なし
❑会の組織図　なし、会則もなし
❑電話相談の有無　条件があれば事務局で会員などを紹介
❑定例会　なし。年に四～五回の交流会は不定期だがあり
❑定例会を主に開催する所在地　交流会に限ってならば昨年は東京、名古屋、茨城、神戸で開催
❑定例会の内容　定例会ではないが、各自の闘病体験の交流、「病歴自慢」など
❑会報の有無　月一回発行
❑会費　年会費二〇〇〇円
❑特定病院との関わりの有無　なし

❏ホスピスとの連携　なし
❏在宅看護との連携　なし
❏民間療法の持ち込み　関知せず
❏ＨＰの有無　http://hpcgi2.nifty.com/bantei/phoenix.cgi
❏全国展開の有無　会員は全国にいる

◆ＰＲ◆

発足の際に確認したのは次の点です。

一　患者本人の会
患者と家族は違うのです。患者が運営するのだから、できることをできる範囲で

二　自己責任
交流会でも通信でも、そこでの情報は提供する人の責任。どう受け止めるかも受け取る人の責任

三　会員一人一人が主役
交流会などもやりたい人が呼びかけ、行きたい人が参加する。通信も書きたい人が書き、読みたい人が読む

四　明るく楽しく前向きに

◆その他のメッセージ

明るく楽しく前向きに。せっかく病気になったのだから、新しい出会いを広げ、より充実した人生を送ろう」という、パワーあふれる会員がいっぱいいます。

北九州がんを語る会

〒八〇三―〇八五一　福岡県北九州市小倉北区木町二―一二―三四　玉水方
代表者　浜口至　〒八二四―〇〇〇三　福岡県行橋市大橋三―一二―三
☎〇九三―〇二四―七三五六

❑設立年月日　一九九〇年六月
❑会員数（男女比、患者・家族・遺族比）　九九名
❑協力・援助・ボランティア　賛助会員一二、ボランティアその他四三
❑部位別　総合
❑単部位でない会は分布別を記入　＊
❑会の定置場所の有無　あり。事務局は所在地と同じ（玉水秀孝　〇九三―五六一―五三二〇）
❑会のためだけに動く専属スタッフの有無　あり、五名
❑会の組織図　代表一、会計一、世話人五、任期は特に設けない
❑電話相談の有無　あり。一般向け、五名、毎週
❑定例会　隔月
❑定例会を主に開催する所在地　事務局
❑定例会の内容　医療者を講師にしての医療相談、体験談
❑会報の有無　毎月発行。会員には会費で充当、外部配布可
❑会費　年会費三〇〇〇円、会合ごとに五〇〇円
❑特定病院との関わりの有無　なし

❏ホスピスとの連携　紹介可
❏在宅看護との連携　紹介可
❏民間療法の持ち込み　不可
❏ＨＰの有無　http://homepage1.nifuty.com/tanakas/nozomi1.htm
❏全国展開の有無　なし

◆ＰＲ◆

会設立の原点は、互いに孤独、不安、恐れ、願いなどを語り合う中から、多くのものを学び、生みだすことにある。そのための具体的活動として①二カ月に一度講師を招いて例会を開く、②「がんこころの相談リンクス」を設置して、無料の電話相談を行なう、③毎月会報を発行する（一〇頁）、④遺族の会『あしたばの会』と『なかまホスピスケアの会』を関連団体として共に協力し合っている、⑤一年に一、二回は他の団体と協力して講演会やシンポジウムを開く。以上の活動を通じて、ホスピス緩和ケア病棟の開設と在宅ホスピス環境整備を会員の願いとして求めていくことにしている。入会資格は問わないが、健康食品医薬品の販売を目的にする人、特定の宗教（信仰）を押し付ける人、政治的活動に利用しようとする人などの入会は認めていない。

◆その他のメッセージ

延命医療の開発進歩は多くの恩恵を与えているが、医療者の専門領域が細分化されるにつれてｃａｒｅよりもｃｕｒｅが優先し、現代医療は病気を見て人間を見ないという批判の声が高まってきた。患者の苦痛は身体の一部だけではなくて、全人格的な苦痛であり、人と人とのコミュニケーションに飢えている。

医療者に対する要望として、患者を人間として尊重し、ホスピスケアの理念で支えて欲しいということを、機会があるごとに訴え続けて行こうと思っている。

佐賀・がんを語る会

〒八四〇―〇〇一五　佐賀県佐賀市木原三丁目一四―三　築山方
☎FAX〇九五二―二六―一四三五　E-mail fwga 7756@mb.infoweb.ne.jp
代表者　築山信昭（つきやまのぶあき）

❏設立年月日　一九八八年六月
❏会員数（男女比、患者・家族・遺族比）　九七名（男四四%、女五六%）（患者三一%、家族二六%、その他四三%）
❏協力・援助・ボランティア　＊
❏部位別　総合
❏単部位でない会は分布別を記入　胃三三・三%、肺一五・六%、乳一三・三%、肝八・九%、腸六・七%、卵巣四・四%、脳二・二%、血二・二%、他一三・三%
❏会の定置場所の有無　あり、事務局長：五十嵐雄道（〒八四六―〇〇〇一　佐賀郡東与賀町大字下古賀一五八四　☎六九五二―四五―〇五九七）
❏会のためだけに動く専属スタッフの有無　なし
❏会の組織図　代表―事務局長―会計―（世話人会）
❏電話相談の有無　あり（代表〇九五二―二六―一四三五、事務局〇九五二―四五―〇五九七）
❏定例会　年四回
❏定例会を主に開催する所在地　佐賀市
❏定例会の内容　会員の情報交換、懇談
❏会報の有無　あり、現在一九号

❏**会費**　年二〇〇〇円
❏**特定病院との関わりの有無**　なし
❏**ホスピスとの連携**　「佐賀ホスピスを進める会」の中心メンバーとして活動
❏**在宅看護との連携**　特になし。ホスピス運動の中で実現に努力
❏**民間療法の持ち込み**　情報を積極的に紹介。中国医療、気功、民間療法の紹介
❏**ＨＰの有無**　http://www.kanja-kai.ne.jp/kainjyakaidb/gan/saga-ganwokatarukai01.htm
❏**全国展開の有無**　なし

宮崎虹の会

〒八八九―二一五二　宮崎県宮崎市学園木花台北二―一一―三　竹下方
☎FAX〇九八五―五八―一八二五
代表者　竹下トシ

❏設立年月日　一九九五年四月
❏会員数（男女比、患者・家族・遺族比）　三〇名（女性のみ）
❏協力・援助・ボランティア　宮崎県、市、ボランティア協会
❏部位別　乳房
❏単部位でない会は分布別を記入　*
❏会の定置場所の有無　*
❏会のためだけに動く専属スタッフの有無　一応代表者が対応（終日電話相談）
❏会の組織図　*
❏電話相談の有無　あり、終日
❏定例会　毎月第二土曜日一三：三〇～一六：三〇
❏定例会を主に開催する所在地　*
❏定例会の内容　相談会、勉強会、情報交換
❏会報の有無　不定期　年二、三回
❏会費　年会費二〇〇〇円ほかなし
❏特定病院との関わりの有無　なし。ただし県立病院、他に顧問医あり

❏ホスピスとの連携　宮崎ホスピスの会と共に活動中
❏在宅看護との連携　現在はなし
❏民間療法の持ち込み　禁止
❏ＨＰの有無　なし
❏全国展開の有無　なし

◆ＰＲ◆

左記のようなものを人の集まる所に置いてもらっています。

「乳がん闘病中のみなさまへ
『虹の会』でございます。その後の経過はいかがでしょうか？　心からお見舞い申し上げます。私たち『虹の会』は皆さまと同じく乳がん手術を体験した者同士の集まりでございます。宮崎で、現在約五〇名の会員が専門の先生のご指導のもと、病気に打ち勝つため学習をしながら、身体上や心の悩みなどを気軽に話し合い明るく元気に活動しています。皆さまのこれからの生活にきっとお役に立てることがあると思います。一人で悩まず遠慮なくご相談ください。ご連絡をお待ちしています。一日も早いご全快を心からお祈りいたします」

◆出版

なし

◆その他のメッセージ

設立は患者のみです。以前は「あけぼの会」宮崎支部として活動していましたが、もっと身近にきめ細かに活動したいとの思いで二七名全員が脱会、そのまま虹の会として引き続き活動しています。会員は術後三十年から三カ月までといろいろです。九九年までは四〇名いました会員が現在は三〇名です（出入り自由ですので再入会の方一時休まれる方など）。病院ボランティアとか患者訪問（見舞い）など電話相談とあわせて行なっております。

TEDDY BEAR テディベア メーリングリスト

インターネット上

代表 TEDDY管理人（teddy-request-@bmz.biglobe.ne.jp）

❏設立年月日 一九九八年三月
❏会員数（男女比、患者・家族・遺族比） 三〇〇人
❏協力・援助・ボランティア 乳がん患者に直接関わって治療・看護をしている人、乳がんに関する研究をしている人、またはかってそういう経験がある人
❏部位別 乳房
❏単部位でない会は分布別を記入 ＊
❏会の定置場所の有無 なし
❏会のためだけに動く専属スタッフの有無 なし
❏会の組織図 なし
❏電話相談の有無 なし
❏定例会 なし
❏定例会を主に開催する所在地 なし
❏定例会の内容 なし
❏会報の有無 なし
❏会費 会費は無料ですが、メンバーからの募金で運営している
❏特定病院との関わりの有無 なし

❏ホスピスとの連携　なし
❏在宅看護との連携　なし
❏民間療法の持ち込み　なし
❏ＨＰの有無　http://www2u.biglobe.ne.jp/~tedde-bc/card_index.htm
❏全国展開の有無　＊

◆ＰＲ◆

乳がんを経験した皆さんと医療従事者が参加して、インターネット上で情報交換を行なったり、励まし合っています。私たちは、患者本人にしか分からない悩み、グチ、疑問などを数多く抱えています。そういった諸々の悩みを共有化して励まし合い、また、各自が持っている有用な情報を交換し合う場所があったらいいのになぁ……と、患者である管理者の希望から開設されたものです。

あとがき

「がん患者が患者会で元気になっていく過程を本にしてだしたい」と爆弾発言をしたのはがんを発症して七年が過ぎた一昨年の暮れだった。そうは言っても熱い想いのほかに何の用意もなかった私は高尾山に向かう軽装備で無謀にもエベレストに挑むような酸欠状態にすぐ陥った。患者会に出会い、仲間に支えてもらい、がんを心の底から受容できるようになった変化を順番にたどりながら文章にしていく作業は、がんを宣告された当時の不安を呼び戻し、大切ながん友達の死の悲しみにも再び対峙せざるをえず、それらは傷口のかさぶたをほじくりかえすような作業になった。乗り越えたはずのものを思い返すことは辛く、放り投げたい、弱音を吐きたい、と何度思ったかわからなかった。けれどもそれ以上に、困難をかいくぐってがんと共生できた喜びは大きく、それは患者会に出会えたからであり、こんな思いを伝えたい気持ちも一方ではますます募っていった。取材の為に飛び歩いた先々で、がんをねじ伏せて生きようとする人々の強いエネルギーを感じとった。それぞれの人のさまざまな形のがんからの立ち直りを見て、人間にはとてつもない底力がひそんでいるものだとも思えた。取材の当初から、がん患者の心のフォローを医療サイドが行なってくれないことに疑問を持っていたが、今、本の終わりにあたって、がんとの共生には医療的な縦の関係でない、同調しあえる者同士の語り合いが一番重要なのではないか、患者会の中で当事者同士が生きる術を模倣しあい、模索していくことが絶対必要である、と思っている。末筆ですが、全国患者会の皆様からの快いご協力をいただけたからこそ、この本の完成を見たと思います。改めて厚く御礼申し上げます。

二〇〇一年五月吉日

柚原君子

【著者紹介】
柚原君子（ゆはら　きみこ）
1949年、愛知県に生まれる。東京教育専門学校卒業。職業は家庭福祉員（保育ママ）。1992年、悪性リンパ腫発病。手術および抗がん剤治療を受ける。療養中、エッセイ分野に挑戦する。2000年「第3回子供未来賞」で読売新聞社賞を受賞。東京都江東区在住。E-mail: yu-ha@ka.baynet.ne.jp

がん患者《かんじゃ》が共《とも》に生《い》きるガイド　定価2000円＋税

2001年 6月30日　初版第1刷発行
2001年11月30日　第2刷発行

著　者　柚原君子
発行者　高須次郎
発行所　株式会社 緑風出版
〒113-0033 東京都文京区本郷2-17-5ツイン壱岐坂102
☎03-3812-9420　FAX 03-3812-7262　振替00100-9-30776
E-mail：info@ryokufu.com
URL：http://www.ryokufu.com/
装　幀　堀内朝彦
組　版　M企画
印　刷　長野印刷／巣鴨美術印刷
製　本　トキワ製本所
用　紙　大宝紙業　E1000（ET2500）

ISBN4-8461-0105-3　C0047

◎がんと健康を考える本

▨全国どの書店でもご購入いただけます。
▨店頭にない場合は、なるべく書店を通じてご注文ください。
▨表示価格には消費税が転嫁されます。

がんサバイバル
生還者たちの復活戦（リターン・マッチ）
S・ネッシム／J・エリス共著／小笠原信之訳

四六判並製
三〇二頁
2200円

がん治癒率はいまや五割を越えている。その体験者たちが抱えているストレスや、再発の恐怖、社会復帰の障害への立ち向かい方を、アメリカで大反響と共感を呼んだ自助・支援グループの創設者である著者が示す、〝生還〟ガイド。

プロブレムQ＆Aシリーズ⑩
ガン〝告知〟から復帰まで
［疑問と不安 完全ケア］
小笠原信之著

A5判変並製
一六四頁
1700円

あなた、あるいは家族がガンと〝告知〟された時、どうすればいいのか。告知・治療・痛みについて、またホスピス、社会復帰・保険と費用、自助・支援組織など、ガン闘病に関する疑問と不安のすべてにQ＆Aで応える。

私こそ私の主治医
橋本行生・多々良克志著

四六判並製
二六八頁
2200円

今日の生活・社会環境においては、何人もガンから逃れられない。臨床医の著者らが、日常生活からのガン予防をふくめた処方箋と、不幸にもガンになったときの対処法を、診療上の具体例を紹介しながらやさしく処方する。

プロブレムQ＆Aシリーズ
「たばこ病」読本
［禁煙・分煙のすすめ］
渡辺文学著

A5判変並製
一六八頁
1500円

現在多くの国で、たばこ会社は「現代の死の商人」と呼ばれ、厳しく社会的責任を追及されている。本書は、世界の趨勢に20年以上も遅れている日本のたばこ事情の問題点を考え、たばこがなぜ良くないのかを分かりやすく解説する。